……摂食障害から立ち直るためのステップ

過食症で苦しんでいるあなたへ

カウンセラー
さかもと聖朋

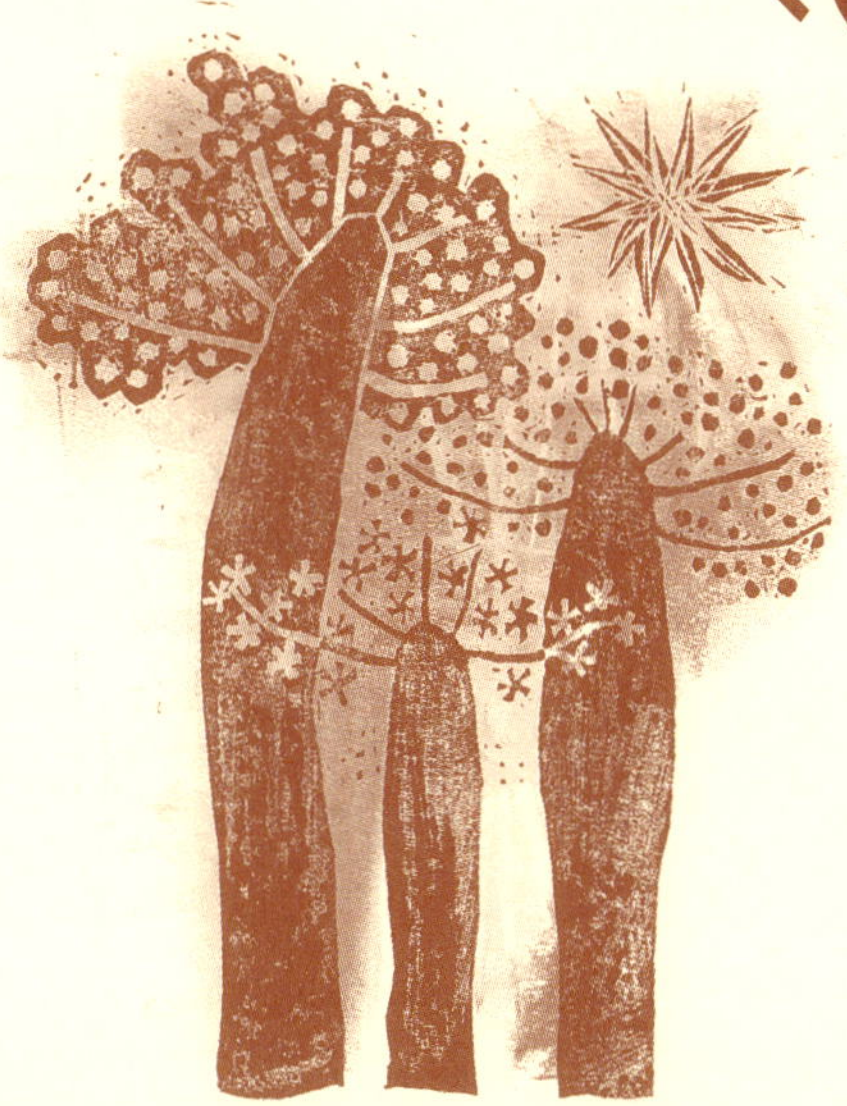

石風社

はじめに

今、この本を手にしてくれている皆さんは過食症（摂食障害の一つ）という心の病で苦しんでいる人でしょうか、それとも家族、恋人、友達という自分の身の回りに苦しんでいる人がいるからこの本を手にしてくれたのでしょうか。

過食症で自分自身が悩んでいる方や、過食症で自分の身の回りの大切な人（家族・恋人・友達）のことで悩んでいる人にも、まずこの本を読んでもらう前にお伝えしたいことがあります。

過食症は本当に辛《つら》い病気です。

何が辛いかといえば、まず大量に食べることが止められない。そして食べたものを全て吐き、下剤を大量に飲んで全てを排泄することが止められなくなり、人によっては毎日の生活を送ることさえもが苦しくなってしまう人がいる。

二つ目は、自殺願望が溢《あふ》れるようにわいてくることです。大量に食べてしまった自分に対して、自己嫌悪から自殺したいと思ってしまう。また、過食症には鬱《うつ》状態がつきまとうので、「私なんか生きていてもしかたない」とか「もう何もかもやめてしまいたい、死んでしまいたい」

と日々自分自身を追い詰めてしまったりする。過食症で苦しんでいる人は常に自殺願望とも戦わなくてはならない。そして実際に死んでしまう人もたくさんいる。だから過食症になったら自殺願望も克服していかなければいけません。

そしてもうひとつ苦しいのは、太ることが恐ろしいくらい怖くて、一キロでも太ってしまったら外に出たくなくなり、誰にも会いたくなくなる。逆に体重が減れば嬉しくて嬉しくてたまらなくなる。ところがまた、体重が増えてしまったら生きているのがいやになり、「過食症をやめたい、死にたい、誰にも会いたくない、外にも出たくない」というひきこもり状態になってしまう。

今、「過食症で苦しんでいるあなたへ」を手にしてくれたあなた。

この本は過食症で苦しんでいる人に、ぼくが届けることのできる、過食症の克服方法の全てです。「どうしてあなたに過食症の克服方法がわかるの」と思うかもしれないね。それはぼく自身も、今まで生きてきた人生の半分以上を過食症で苦しんできたから。

そう、ぼくも過食症で苦しんだのです。あなたの仲間です。

仲間なんて言葉はダサイ、クサイなどと思わないでほしい。ぼくはいい人ぶっているわけでもなく、上からの目線で過食症の克服方法を伝えるわけでもありません。ただ、過食症の苦しみはものすごくよくわかるから、少しでもなにかのきっかけになるかと思って書かせていただきます。

過食症で苦しんでいるあなたがどうかこの苦しみから抜け出せるよう、文章にしてこの本を届けます。

過食症を治すことをあきらめないで——

過食症で苦しんでいるあなたへ＊目次

step 3　過食症を治すために知っておくこと

step 4 摂食障害とカウンセラー

step 5　正しいダイエットの方法

step 6　さかもと聖朋が答える悩み相談

step 7　一歩ずつ夢に向かって前進しよう

＊過食症で苦しんでいるあなたへ——だいじょうぶ、きっと治るから＊

step 1

過食、拒食とダイエットの違い「摂食障害入門」

摂食障害

この章では、摂食障害がどのような心の病気なのかを説明したいと思う。もしこの本を読んでいる方で、すでにこの病気のことを理解している人もいるかもしれないが、摂食障害というのはどのような症状なのか、ハッキリ理解していないと治すのはむずかしい。ただ大量に食べ物を食べてしまうことが過食症なのか、ただ何も食べないのが拒食症なのか。ネットでの情報やたくさんの本が出版されているが、間違った摂食障害の認識をしてしまっている人がとても多いので、まずは摂食障害というのはどのような病気なのかということを皆さんに知ってほしい。

過食症とは

過食症は一度に食べきれないくらいの食材をスーパーやコンビニなどで買い込んで一気に食べ、その直後水分を大量にとり、口の中に手をいれて吐き出してしまう症状をいう。またファーストフードやファミリーレストランや飲食店に行って大量に食べ物を注文して一気に食べてしまい、そしてそれらを吐いてしまう。中には手を入れて吐くことができないという人もいるが、過食症の人ならば何回か手を入れて吐こうとしたはずだ。今から過食症の症状を書いていくので自分がいくつあてはまるかをチェックしてみてほしい。

1　一度食べ出すと止まらない
2　お腹はいっぱいなのに食べることが止まらない
3　食べたものは口に手をいれて吐いたり、下剤をつかって排泄《はいせつ》しないと不安で仕方ない
4　食べている姿を他人に見られるのがいやだ
5　ウォーキングやフィットネスクラブで異常なくらい運動をたくさんしてしまう
6　自分のルックスが気になって仕方ない
7　一キロでも太ってしまうと、町に出かけたくなくなり、人にも会いたくなくなる
8　痩せることを日々考えている
9　身体が動かなくなってしまって、寝たきりになってしまうときがある
10　過食をしたあと鬱《うつ》状態になる

以上の十項目が過食症の症状だ。

過食症というのは、「たくさん食べ過ぎてしまったので、明日からまたダイエットをして頑張ろう」という普通の食べ過ぎとは違う。今食べたものに対して、口に手をいれて吐いたり、下剤をつかって排泄したりと、食べたものに対して嫌悪感・罪悪感がある。

そして過食症の人は大量に食べたあと鬱状態に陥って、明日から頑張ろうではなく、今食べ

たものをどのようにして胃から出そう、どうやって身体の外に出そうかという考えのみが頭の中を駆けめぐってしまう。ダイエット中で食べ過ぎてしまう人は、「困ったなぁ〜」というくらいで余裕が感じられるが、過食症の人が大量に飲食してしまうと、余裕なんてものはなく、太ってしまうといった強迫観念にとらわれてしまう。そしてもう一つの特徴としては、自分のルックスを異常なくらい気にしてしまうという症状が現れる。このことについては別の章で書きたいと思う。

まずは「自分が過食症という病気」なのか、それとも「ダイエット中なのにたくさん食べちゃった、また明日から頑張ろう」なのか、「過食症へ移行しようとしている状態」なのかを明確にしてもらいたい。

ただ、過食してしまうという人たち全てが過食症なのかというとそれは違う。ただ食事をたくさんとりすぎてしまうことは誰にでもあることだ。たくさん食べてしまったあとに、また明日から少し減らそうと思えるのか、口に手を入れてもどさなくてはと思うのか、下剤を飲んで排泄しなくてはと思うのかが大きな違いだ。

今あげた十項目の症状にあなた自身いくつあてはまるかみてほしい。五つ以上あれば、それは過食症だと言える。まずは自分は過食症で過食してしまうのか、ただ単に食べ過ぎてしまうのか、自分がどちらなのかはっきりとさせてほしい。そしてもし過食症ならば心の治療が必要になります。過食症は命にかかわるとても怖い心の病気なのです。

拒食症とは

何も食べなくなるということだけが拒食症ではない。

「痩せたいから食べないわ」「ダイエット中だから食事の量を減らしているの」と食事の量を減らすのが拒食なのかと問われたらそれは違う。拒食症という病気を説明しておこう。

１　太ることが怖い
２　食事の匂いを嗅いだだけで吐き気がしてくる
３　食べ物を一口でも食べると、全てもどしてしまわないと気が済まない
４　一日決まった運動量をこなさないと太ってしまうのではないかと不安で仕方ない
５　常に私なんかいなくなればいい、死んでしまえばいいという自殺願望をもっている
６　一キロでも太ってしまうと、町に出られなくなったり、人に会えなくなってしまう
７　一キロでも痩せるととても幸せな気持になる
８　人と食事をすることが苦痛でたまらない
９　誰も信用できない
１０　家の中に食品・食材があるとイライラしてしまう

以上の十項目が拒食症という病気の症状だ。

この本を読んでいてくれるあなたが拒食症なのかと悩んでいるとしたら、または戦っている

最中としたら、十項目の五項目以上あてはまるかをチェックしてみてほしい。五項目以上だと拒食症だと思っていい。「拒食症でものを食べられない」のと「ダイエットをしているためにものを食べない」のとでは全く意味が違う。拒食症でものが食べられない人というのは、食べることに恐怖心があって、一キロでも太ってしまうことが怖いと思っている人だ。

ダイエットで食事制限をしている人は、食べたいのに食べないということを選択しているが、拒食症の場合は匂いをかいだだけで気分が悪くなってしまう。ここが拒食症で食べられないのとダイエットで食べないのとの大きな違いである。「食べない」のか「食べられない」のかを考えてみてほしい。拒食症の人は食事をとることが怖くて、ダイエット中の人は太りたくないから、食べたいけれども食べない。食事がとれないのかダイエットでとらないのかを自分で考えてみてください。もし拒食症ならば命にかかわる心の病気なので、どのようにして拒食症を治していくかを考えなくてはなりません。

ダイエットする必要があるのかどうか、もう一度考えてみよう

雑誌やテレビなどをみると、ダイエットをしてきれいになろう、こうすれば簡単に痩せられるなど、いろいろな特集が組まれている。

今ぼくは路上ダイエット摂食障害ライブを行っている。このライブは六年間続いていてたくさんのお客さんが見にきてくださる。小学一年生の女の子から九十歳のおばあちゃんまでがダ

イエットをしているといって相談にくる。

　ぼくがこのライブを六年間やっていて思うことは、ダイエットというのは誰にでもすすめられるものではないということだ。例えば育ち盛りで健康な身体をつくらなければいけない小学生や中学生がダイエットをして、食事の量を減らしたり、健康な身体をつくるために必要な栄養をとらないのは問題だと思う。また高齢になって生きていくためにたくさんの栄養をとらないといけないのに、ダイエットをするというのはおすすめできない。七歳の子供から九十歳のおばあちゃんまでがダイエットをしているというのが今の時代、痩せたいという思いは年代に関係ないのだ。

　例えば糖尿病の人が治療の一つとしてダイエットをするというのはわかる。糖尿病をほうっておけばたいへんなことになる。健康のためには痩せなくてはいけない。そのようなダイエットはおすすめする。

　でも、ただひたすら痩せたいとの思いでダイエットを続けていくことは危険なことだ。ダイエットは自分の身体のために健康になるためにすべきだ。まずはあなたはどうして自分が痩せたいのか、その理由をしっかり考えるべきだと思う。

　ただ痩せたい、もっともっと痩せたいというのはとても危険で、一歩間違えば、摂食障害という心の病気にかかってしまうということを忘れてはいけない。

目標の体重までいったらダイエットは止めること

もし五十キロの人が四十五キロまで痩せようと思いダイエットをはじめ、四十五キロという目標の体重まで痩せたとしたら、ダイエットはきっぱりとやめるべきだ。ところが目標達成してみると今度は四十二キロまで痩せようと思う欲が出てしまう。でもだらだらとダイエットは続けないこと。五キロやせようと思ったものが十キロ痩せよう、十五キロ痩せようとなり、どんどんどんどん痩せていってしまう。

ダイエットにはしっかりとゴールをつくること。まずはあなたがもし五キロ痩せたならそこでダイエットはやめる。それ以上ダイエットを続けないこと。それが摂食障害という心の病気にならないことでもあり、健康なダイエットでもある。だらだらダイエットしていると人生一生ダイエットしていかないといけなくなってしまう。目標達成したらダイエットはやめにしよう。摂食障害にならないためにも。

つまり、健康的に痩せるのがダイエット、身体を損なう痩せ願望が、過食、拒食なのだ。

完璧に痩せなくてはいけないと思ってしまう

摂食障害（拒食・過食）の特徴はとにかく痩せたいと願う。これは共通して言えることだ。摂食障害の中で一番苦しむのは体重に対して完璧を求めてしまうことだ。例えば、水を飲んだら飲んだ分体重が増えてしまう。だけれど摂食障害の人は水を飲んで体重が増えてしまうことも許しがたい。体重が減ることはとても嬉しくて仕方ないのだけれども、増えてしまうと死にたくなってしまうくらい落ち込んでしまう。摂食障害の人に水だけでも体重が増えてしまうということを説明しても納得はしてくれない。何故なら摂食障害の人は自分の体重をコントロールしたいという気持があるからだ。自分の体重だけは完璧にコントロールしたいと願うあまりに、ちょっと増えてしまうことでも摂食障害の人は許せないのだ。

この本を読んで下さっている人で、自分の体重は完璧でありたい、一キロでも太ってしまったら気になって仕方のない人だとしたらそれは摂食障害の入口にいると思う。摂食障害という病気は自分の体重を完璧にコントロールしたいという強い欲望でもあると言える。

step 2

一三七キロまで太ってしまったぼくの人生

いじめられっ子の幼稚園時代

ぼくは小さい頃からよく食べる子どもだった。両親が共働きということもあって、家にはいつもお菓子やインスタント食品が置いてあった。

「今日は仕事で遅くなるから一人で食べていなさい」と言われて、ポテトチップスやカップラーメンを食べていた。幼稚園に持たされるお弁当はというと、ご飯にウィンナーソーセージひとつだけというような栄養的にかたよったもので、周囲の子どもたちのお弁当を食べたりしていた。お弁当の変わりにお菓子を持たされたこともある。

母にお弁当を作って欲しいと言っても、そんなの作っている時間は無いと言われ、それでもぼくがお弁当を作って欲しいというと「他の人の家に生まれてくれば良かったじゃない」と言われてしまう。幼い頃のお弁当にいい思い出が全くない。それなのに幼稚園の頃から他の子よりどんどんどん体重が増えて、卒園するころには五十六キロを越えていた。

周囲からみればぼくが他の幼稚園生より太っているのは一目瞭然である。そしてその頃からいじめがはじまった。卒園する頃にはぼくは幼稚園でいじめられっ子として、かくれるように幼稚園生活を過ごしていた。

はじめて「ばけもの」と呼ばれた日

ぼくには忘れようにも忘れなれない日がある。それははじめて「ばけもの」と呼ばれた日だ。ばけもの……ぼくにとってばけものと呼ばれたことはそれまでの人生でいちばん心に痛いことばだった。小学校二年生の時、ぼくははじめてクラスメートからばけものというあだ名をつけられ、それ以来みんなから「ばけもののばけもの」と呼ばれ、自分の名前を忘れてしまって、ぼくの名前はばけものなのではないかなと錯覚するくらいそう呼ばれた。学校の担任の先生にも「おいそこのばけもの」と呼ばれたことがある。

今のぼくがそのようなことを言われたり、言われている子がいたら、徹底的にそのことばを言った人達と戦うが、そのときのぼくには味方になってくれるはずの親も忙しくて構ってくれず、友達もいなかったので、相談する人は誰もいなかった。ましてや、生徒にとって指導者である先生が、小学二年生の子をつかまえて、生徒と同じようにぼくのことを「ばけもの」と言ってからかったことは、今考えても切ない、そして許せない行為だ。

ぼくは、先生には「さかもと」と名前で呼んでほしかった。先生にはさかもとという名前を呼んでもらってぼくの名前を思い出させてほしかった。でも残念なことにぼくの担任の先生は生徒と一緒になって、ぼくのことをずっと「ばけもののばけもの」と呼び続けた。あの頃の同級生や担任の先生達に言いたい、ぼくの名前は「ばけもの」ではなくて「さかもと聖朋《せいほう》」です。

小学生でひとり暮らしだったぼく

小学校にあがるころには、ぼくのお父さんに愛人ができ、お母さんにも愛人ができ、姉は地方の大学に行ってしまい、ぼくはほとんど家にひとりぼっちだった。空腹は箱でまとめ買いしてあったスナック菓子とインスタント食品があったので、毎日それだけを食べていた。

朝起きても「おはよう」と言ってくれる人がいない。学校に行くときにも「行ってきます」という相手がいない。学校が終わって家に帰ってきても「ただいま」という相手がいない。夜寝るときも「おやすみなさい」という相手がいない。

ぼくは家に帰ったとき、朝起きたとき、あいさつができるということは大切なことだと強く思っている。あいさつができる相手がいるということはものすごく幸せなことだと思う。あいさつをする相手がいない、会話する相手がいない毎日を送っていたぼくだから言えることだと思う。

家に帰っても誰もいない生活は、小学生のぼくにはとても辛《つら》かった。でもそんな時に、買い置きしてあるカップラーメン、スナック菓子を食べて、淋しさ、孤独をまぎらわせていた。食べている時には全てを忘れられる。口に物さえ入れれば、いやなことなどすべてを忘れられた。

養護施設に入れられて

両親がそれぞれに愛人をつくってしまい、ぼくはその反動で家にあるインスタントラーメンやスナック菓子を大量に口に入れて過食するようになった。その頃はまだ口に手を入れて吐き出すようなことはしなかったので、食べたものはすべて脂肪に変わった。そんな日々が続いたために、ぼくは小学二年生の時にはすでに九十キロにまで体重が増えてしまっていた。

ある日保健室の先生に両親が呼ばれ、ぼくがいつ心臓病にかかってもおかしくない状態、小学二年生で九十キロまでに太っていた場合、急激な運動をしたり病気にかかったときに、死んでしまうかもしれないと言われた。そして、館山に肥満児の通う養護学校があるので、そこで寮生活をしたらどうかという提案を受けた。そのときの保健室の先生の一言が今でも忘れられない。先生はぼくの目をまっすぐみつめ「このままだったら確実に死んでしまうよ」と言った。両親もぼくの館山行きを望んだ。ぼくも保健室の先生の一言が心の中で恐怖になり、館山養護学校行きを決めた。

養護施設での生活は本当に規則正しい生活だった。朝六時に起床し、パンツ一枚になり、冷たいタオルで乾布摩擦をし、七時三十分から館内の掃除をして、八時十五分から小学校に通いお昼まで授業を受け、寮に戻り昼食を食べ、また五、六時限の授業を受け、午後三時四十分から全員で近くを散歩したり掃除をしたりして身体を動かす、六時には夕食をとり六時四十分からお風呂の時間。八時からは自習の時間、九時には消灯。今までのぼくだったらあり得ない生活だった。

養護学校にはインスタントラーメン、スナック菓子もなく、全て手作りの料理だった。スナック菓子やインスタント食品を好きなだけ食べていたぼくには、決められた量しか食べられない食事は本当に辛かった。しかも周囲には見ず知らずの子がたくさんいて、話しかけられても何を話していいのかさっぱりわからない。学校で友達がいなかったぼくにはどうやって人と話したらいいのか、どんな話題を話したらいいのか本当にわからなかったのだ。

それでも、養護施設の先生たちが朝「おはよう」とあいさつしてくれるのが何よりも嬉しかった。そして、周囲に人がいることに対してどのように関わっていいのかわからないので辛かったが、誰かがいてくれるということは正直とても嬉しかった。養護学校での生活でぼくは人との関わり方を学んだ気がする。そして最終的に寮生活において九十キロから六十キロまで痩せたが、寮を出て東京に戻り、もとの小学校に通いはじめると体重はもとの九十キロ台に戻ってしまった。

ジェットコースターに乗れなかったぼく

ぼくが中学二年のとき、親戚の子どもたちと、はじめて後楽園遊園地へ行った。そのときのぼくの身長は一五七センチで体重は九十八キロあった。親戚の子どもたちは皆ジェットコースターに乗りたいがために後楽園へ行ったのだ。ぼくはいやなふりをしていたが、初めて乗るジェットコースターだったので心の中では嬉しくて仕方なかった。その日は休日だったので長蛇の列で周りはカップルだらけだった。

いつか好きな人ときたいなと順番を待っているとやっと自分たちの番がやってきた。ぼくがジェットコースターの椅子にすわって、ベルトを締めようとしたとき、お腹の脂肪がつかえてしまいベルトが締まらなくて「お客さんすみません、ベルトが締まらないのでジェットコースターには乗れません」と言われてしまったのだ。その瞬間ぼくの周りで待っている人たちに大爆笑が起こった。「あのデブは乗車拒否されてんの」「デブ、順番まっているのだから早くドケよ」と。

立とうと思っても今度はお尻がはまってしまって立てなくなってしまっていた。係員六人の手を借りてようやくお尻が抜けた。その日はジェットコースターに乗れなかったことよりも、ジェットコースターにさえも乗れない自分が悲しくって悔しくって朝方まで泣いていた。皆が普通にできることができないということは、何よりも苦痛なのだということがわかった。

中学三年生で百キロを超え、イジメにあう

ぼくが中学三年生の頃には体重が百キロを超えてしまっていた。体重はどんどん増えていき、学校ではあいかわらずイジメられていた。この頃のぼくは過食症もひどくなり、食べたものは全て吐き出していた。小学校のときからコンビニで、一回に八千円以上の菓子パンやジュースを買って一気に食べてもどしていたが、この頃になると更に過食はひどくなり、食べ物を口にいれていないとイライラしてしまい、どんなものでもいいので口に入れていた。ひどいときな

どグラニュー糖一袋そのまま食べていたり、ご飯を六合炊いてエバラ焼き肉のタレをご飯の上からかけて食べたり、ショートケーキ一ホールを一回で食べてしまったり、さっぽろ一番のラーメンを大きな鍋で一回に十袋つくり、その中に卵を十個おとしいれて食べたりの凄まじい過食だった。

過食で胃が破裂してしまい緊急手術

中三のある日、過食しすぎて胃が破裂してしまい、横浜市民病院に運ばれて緊急手術を受けた。その時食べたものは、コンビニのおにぎり十五個、さっぽろ一番醤油味二十袋、ポテトチップス三袋、牛乳三リットル、サイダー三リットル、アイスクリーム二十四本（ミルクバー）、マクドナルドのハンバーグ十五個、マックシェイクバニラ味十二杯、それを一気に食べてしまったのだ。

お医者さんにすごく怒鳴られた。

こんなに多くの食べ物を一気に食べていたら、君の命の保証はできないと、きっぱりと言われた。そのときのぼくは過食症もひどくなる一方で、体重も百キロを超えてしまっていたので、生きる希望もなく、内心どうでもいいやと思っていた。しかし命の保証はできないと言われたことで初めて死に対しての恐怖心が生まれた。だがそのときのぼくは、命の保証はできないと言われても立ち直れず、過食症を治そうという気にもならなかった。

十七回の自殺未遂

ぼくは今までに十七回の自殺未遂をおこしている。マンションの十二階から飛び下りて自殺しようとしたこと、手首を切ってしまったり、首吊り自殺をしたこともある。マンションの十二階から飛び下りた日はたまたまゴミ収集日で燃えないゴミがたくさんあり、そのゴミのダンボールやペットボトルの上に落ちたのでかすり傷ひとつなく無傷であった。手首を切ったときには出血は大量にあったが、血管まで切れていなくて命を失わずにすんだ。首吊り自殺は体重が重たいために、首吊りのヒモが切れてしまって自殺は失敗に終わった。

ぼくが実際に死ぬには電車のホームから飛び下りて死ぬという鉄道自殺しかないと思った。当時相鉄線をつかっていたので、いつものように西横浜の電車のホームへ行き、ここは急行が停車しないのでその急行が通過するときに飛び込んでしまおうと思っていた。マンションからの飛び下り自殺もダメ、手首を切ってもダメ、首吊り自殺もダメ、今度こそ成功して楽になりたいと思った。ところが何とその日に限って電車がストップしてしまっていたのだ。電車が故障して動かなくなってしまい、三時間近くも止まってしまっていたのだ。

これはぼくが自殺を試してみて思ったのだが、自殺をするときというのはもちろん死のうと思って自殺するのだが、これも一種のテンションで、死にたいそのときに死ねないと、もう実行に移せないのだ。これは十七回も試みて変な勉強をしたが、自殺は「なるようになってしまえ」という気持でしてしまうものなので、電車が来なかったためにその日は普通に学校に行ってしまった。三時間待って自殺するということも考えられたのだが、三時間もホームで待っていることがそのときは馬鹿らしく思えてしまった。デブでブサイクで友達も誰もいなくてしかもひどい過食症で食べることも止められなくて、自殺することもできなくてと、それから家にひきこもりになってしまった。

相撲部屋からのスカウト

高校一年生のとき一三七キロにもなり、あいかわらず「ばけもの」と言われ、先輩や同級生たちからイジメられて友達もいなかった。

そんなときある相撲《すもう》部屋からスカウトがきた。「ぜひうちの部屋にさかもとくんがほしい」と言われてしまった。生きてきた十六年間で初めて、「お願いだからきてほしい」と言われて、正直ぼくは嬉しかった。それまで誰からも必要とされていない、親もぼくに無関心、ましてや友達もできない、そんななかで相撲部屋だけはぼくを必要としてくれた。理由は一三七キロもあったからだ。ぼくはその相撲部屋に少しだけ在籍したのだがすぐに止めてしまった。

相撲部屋に入ってみてわかったことは、ぼくが相撲という職業に興味がなかったのと、やっぱり一三七キロの巨体で生きていくのではなくて、痩せて普通の体重になりたいということだった。普通の若者のように生活をしたいと思ったから、ぼくはまた高校に戻った。

太っていると生きにくいという現実を知って

ぼくがダイエットをすることを心に決めたのには以下の理由があった。

一つは、太っている自分にいい加減いやになった。太っている自分なんてと思って友達は作れないし、自信も持てない。太っているというだけで肩身の狭い気持になっていた。太っていたっていいじゃないと言ってくれる人もいたけれど、太っていることを一番いやがったのは自分自身だった。

二つめが恋とオシャレがしたかった。

太っていたって恋なんかできるじゃないかと思う人もいるかと思うが、自分に自信を持って恋愛がしたかった。周囲の友達は皆ガールフレンドやボーイフレンドがいて、すごく楽しそうだった。

ぼくは太っているということでお笑いキャラにされてしまい、たまに遊ぶチャンスがあったとしても、ぼくはいつも盛り上げ役である。盛り上げ役というのは辛い。これはぼくが実体験したからいえることだ。ちなみにお笑いキャラというのは恋愛からほど遠いことがよく分かった。恋愛の対象になる、愛されるということはない。

オシャレもまわりの痩せている人たちのようにかっこよくしてみたかった。でも一三七キロに太っていたぼくにはおしゃれな服などはなく、いつもジャージのようなものばかり。流行《はや》りがいいとは思わないが、一度は着てみたいと常に心に思っていた。

三つめ。

太っているというだけで、自分の可能性が減っている気がしていた。自分が太っていると思っていると、町にも出たくない、バイトにも行きたくなくなる。人との出会いを避けるようになってしまって、本当は友達ができるかもしれないのに、その可能性もなくしている。本当はステキな恋愛ができるかもしれないのに、出会いも避けてしまっている自分がいた。あくまでも周囲のせいではなくて、自分が太っているからということで、出会いをなくしていた。

最後に一番大きな理由は、太っている自分に疲れてしまったことだ。

何かいやなことがあると、自分が太ってみにくいからだと、太っているということを理由にしている。恋人ができないことも太っているせいにして、友達ができないのも太っているせいにして、家族とうまくいかないことも太っているせいにして、バイト先などの人とうまくいかないのも太っているせいにして、幸せになれないことも太っているせいにしてしまっていた。

夢も希望もない、ただくよくよと言い訳、グチだけ。そんな自分に疲れてしまった。だから痩せたいと強く思った。とはいえ、ときどきダイエット中にもくじけてしまいそうになったり、過食してしまったことも実際にあり、ダイエットをやめたいと投げ出してしまいたいときもあったりした。なんでぼくだけこんなに太っているのだろうと、嘆き悲しんで朝を迎えたことは数えきれないほどあった。町ですれ違うカップルを見て、生まれつきかっこよく、かわいく、オシャレができて、痩せていて……本当に神様って平等じゃない、とひねくれた考えを持ったこともあった。

だけれども、ダイエットはぼくの夢だった。誰がなんと言おうと笑おうと、ぼくにとってダイエットは夢だった。そしてなによりも、お金持ちになること、偉い人になること、そんなことよりも、ぼくにはダイエットして痩せることが大事だったし、それをかなえたいと思った。

ぼくにとって一三七キロから五十三キロまで痩せることは夢であり、もう一度自分の人生を歩き出すスタートだった。

一三七キロから五十三キロへのダイエット

ぼくは自殺も未遂で終わってしまい、死ぬこともできない。友達もできない。イジメにも会う。過食し過ぎで胃まで破裂してしまって、本当に絶望的な気持でいたのだが、ぼくは「死ぬこともできないのなら、もう生きていくしかない」と、ダイエットすることをかたく心に決めた。

そして一三七キロから五十三キロへの八十四キロの減量に成功したが、その道は決して楽ではなかった。

好きな食べ物を好きなだけ食べて過食症していたぼくが……運動もせず家にひきこもっていたぼくが……なんでぼくだけがこんなに太ってしまうの？　ブサイクなの？　と周りの人を妬《ねた》んでいたぼくが……友達も家族も恋人もいないひとりぼっちのこのぼくが、「ばけもの」と呼ばれつづけ、自分の名前をばけものだと錯覚してしまうくらいばけものと呼ばれていたこのぼくがダイエットを続けていくことは、ものすごく忍耐が必要だったし、孤独な戦いだった。

自殺したくても死ねない、友達も恋人いない、家族もいない、こんなぼくに残された道はたったひとつだと思った。「自分のなりたい体重になって、なりたい未来をめざして、なりたい自分になること」。一二七キロで恨みつらみをもって生きていくのではなくて、自分が幸せになるために生きてみようと、初めて思った。

幸せになるために、笑って生きていくために、今よりも少しでも笑顔が増えて暮らせるように、ダイエットにチャレンジした。一年六ヶ月かけて一二七キロから五十二キロまで痩せても、たいして顔もよくなく、モテないぼくだが、一二七キロ太っていたころに比べると今は本当に楽しく幸せに暮らしている。

「ダイエットできて良かった」と、今心から思っている。

ぼくの両親・家族、そしてぼくの人生

ぼくは今まで両親についてあまり深く語ってこなかった。それは両親に対する不満や怒りがあまりに強かったので、文章やことばにすることができなかったからだ。カウンセリングに来てくれる患者さんとその両親との関係などは相談にのってきたが、ぼく自身の家族について話しをすることは、ダイエット過食症路上ライブでも今まで出版した本の中でもなかったので、

めて、ぼく自身の両親について語ってみたいと思う。

　ぼくの父と母は恋愛結婚だった。当時父親が経営していた不動産会社に母が社員として入社。そして父が一目惚《ぼ》れをして結婚することになった。父は既に一度家庭を持ち、二人の子どもを儲《もう》けていた。よってぼくは本当のお姉ちゃんと、母親の違う兄と姉との四人兄弟となった。結婚後もしばらくは不動産会社を継続し、母もそのまま会社を手伝っていた。

が、その後仕事がうまくいかなくなり、母はパートに出ることになる。朝四時頃起きてお弁当屋に行き、昼間は魚屋さんでパートをしていた。父はというと、家を出てしまいどこにいるのか全くわからず行方不明になっていた。その時家庭を支えていてくれたのは、母と兄であった。母は毎朝早くにパートに出て行ってしまうので、ぼくは泣きながら「行かないで」と叫んだのを憶えている。

　母は誕生日になるとその時に流行っている品を買ってくれた。クリスマスには大きな靴下を枕元に置いておくように言われのだが、自分で用意できるのは普通の大きさの靴下。その中にはファミコンをはじめとするいろいろなおもちゃがぎゅうぎゅうに詰め込まれていた。

　今考えて思うに、父の借金で大変だったにもかかわらず、母はぼくたちにはその苦労を見せずに働いていてくれたので、不思議にぼくはお金に不自由をしたという記憶はない。逆に誕生日やクリスマスなどのイベントが来るのが楽しくて仕方なかったように思う。

父親の顔を知らない

ぼくは父親の顔を思い出せない。

父親は会社をつぶして借金をつくってしまうと、とっとと家を出て行ってしまい帰ることもなかったので、全く父親の顔も知らず、縁もうすい。ただある日突然父が家に食事をしに戻ってきたとき、思いっきり顔面を殴《なぐ》られた記憶はある。父親から暴力を受けたということで、それ以来ぼくの中に父親に対する恐怖心が生まれてしまい、父親に相談したり父親に甘えるというような感情が消えてしまった。

それは多分暴力を受けたというトラウマだと思う。近づいたら殴られるかもしれない、髪の毛をひっぱって引きずりまわされるかもしれない、仲良くしようということよりも暴力をさけるために近寄らないという感情になってしまった。

ぼくにとって父親は、もっとも遠く離れた身内である。

父親から唯一もらったのはお金だった。

ぼくが父親から買ってもらったものは一つもない。そのかわりくれるものはいつも決まってお金だった。

ぼくがお金ではなくて遊園地とか動物園に連れて行ってほしいと言うと、「そんな時間はない」とにべもなく言われた。そしてそのお金でぼくは過食をしていた。父親からもらったお金は貯めておくのではなくて、すぐに使わないと気がすまなかった。そのお金をもっていると自分が苦しくなっていくのだ。

もしかしたらこの本を読んでくれている人の中には「お金がもらえるんだからいいじゃない」と思う人がいるかもしれないが、心のこもったプレゼントと心のこもっていないプレゼントの違い、心のこもってないお金をただ渡されるだけというのは、とても辛い。そこには愛情とか思いやりのかけらもまったくないからだ。相手のことを思ってくれるプレゼントは値段ではなく気持が嬉しいのだ。買いに行くのは面倒だし時間もないからと言われて渡されたお金は、嬉しいどころかもらわない方が良かったと、今になって思う。

ぼくは父親にプレゼントを選んでほしかった。お金ではなくて、ぼくのために選んだプレゼントがほしかった。父親と一緒に出掛けたかった。遊園地でも近くの公園でもスーパーマーケットでもどこでも良かった。近所の銭湯でもよかった。父親と一緒にどこかに出掛けられればどこでも良かった。

ぼくのために時間を「つくって」くれて一緒に行動する。つまり、ぼくのために時間をつくってほしかった。愛情がほしかった。ぼくに興味をもってほしかった。こいつは今何を考えているんだろう、学校ではどうしているんだろう、日々困ったことはないかなとか、ぼくに興味をもってほしかった。そう。何度でも言うが、ぼくは父親からの愛情がすごーくほしかった。いつも、いつも。

父親の浮気

ぼくは浮気って大ッ嫌いだ。

ぼくは講演会に呼ばれたり、ラジオで話しをするときなど、「彼氏が浮気をした」「旦那が浮気をした」という話しを聞くと許せなくなってしまう。世の中では浮気は男の勲章のように言われているが、ぼくはそんな勲章はいらない。ぼくは浮気する人に対しては、申し訳ないが、理解もできないし認められない。浮気というのは裏切り行為。そしてなによりも家族や自分の身の回りの人たちに迷惑をかけ、悲しい思いをさせる。ただそれだけの理由でも浮気はしてはいけないと思う。ぼくがここまで浮気や不倫というものが嫌いになったのは、父親が実際に不倫をしてぼくの家庭がめちゃくちゃになったというのがきっかけだ。

ぼくの父親は家には帰ってこないし行方不明になってしまっていたが、唯一父親の存在を知るのは、不倫相手の女性からの電話だったり、その女性が父親と喧嘩をしてぼくの家にのりこんできたりしたからだ。ある日の夕方、すごい勢いで玄関のドアをたたく人がいるので出てみると、そこには若い女性が立っていた。お姉ちゃんと同じくらいの年齢の人だった。その女性は父親との性行為や父親に対しての怒りをぼくたち家族にぶちまけて帰っていくのである。母は黙ってくちびるをかみしめながらその話しを聞いていた。母親は父親に浮気をされるたびにものすごく淋しそうで切ない顔をしていた。ぼくはあの時の母親の顔を思い出すと今でも胸が痛くなる。

ぼくの父親はいつもいつも浮気をしている人だった。父親のそんな生活によってぼく自身も母も、兄や姉も、みんないやな思いをして苦しんだ。女性とつきあうのはいいけれども、独り身のままそういう遊びをしてほしかった。結婚して子どもをつくりました、だけれども他の女性ともつきあいたいです。自分の女房は老けていくから若い女性に手を出すというのはとても許せない。大ッ嫌いだ。それでも母は、父に会うときには念入りにお化粧をするのである。今思うとそれは父親に若くてきれいと思われるためだったんだなと思う。

女性の価値は歳をとると下がっていくが、男性は歳をとって老けていっても価値は下がらないと思っている人がいるが、女性だけ歳をとったらおばちゃん呼ばわりをするような傲慢《ごうまん》な男性を見ると、ぼくは腹がたってしかたがない。こういう考え方をするようになったきっかけは、母親や子どもたちを苦しめているにもかかわらず、不倫を繰り返している父親を見ていたからだ。

不倫を繰り返し若い女の子と数しれずつきあっていた父親を、ぼくは今も許してはいない。家では苦しんでいる妻がいて子どももがいるのに、自分は若い女の子と楽しんで、自分だけ良い思いをして、家には寄りつかなかった父親に対して、皆が不愉快な思いをしている。「父親が不倫してしまったのだから仕方ないよね」なんてことは言わない。「お父さんだって疲れて息抜きしたかったんだよ」と言う人もいるが、「浮気くらい大目に見なくては女の甲斐性が足りないのよ」みたいな不倫を見てみぬ振りをすることが女の寛容さだみたいなことは、とてもぼくには思えない。

もっとハッキリと言うと、父親に不倫や浮気をされ、家庭はめちゃくちゃになり、人の心を傷つけ家族をバラバラにしてしまうものだということがわかったから、これからもぼくは不倫や浮気は絶対によくないと言い続けていく。それはぼくが死ぬまで言い続けていくと思う。

ぼくを応援してくださる人や手紙をくださる人の中には、旦那さんの不倫や浮気で悩んでいる人、その子どもたちがたくさんいる。そんな人たちの苦しむ姿をみていると、やはり浮気は絶対に許せない。これからも彼氏が不倫や浮気、旦那さんが不倫、浮気をしているなどという悩みを抱えている人に対して、少しでも手助けできたらと思っている。

母の再婚

ぼくの両親は父の不倫などがあって結局離婚をした。それはぼくが中学一年生のときだった。母親は当時会社に出入りしていた営業マンの人と再婚をした。父親も韓国の女性と再婚したようだ。父親に関しては今どこでどうしているかわからないが、母とはぼくが十八歳の頃までは連絡をとりあっていた。ただ母親が再婚した相手には子どもがいたので、母親も自分の家庭を守るためにぼくとは会う機会もなくなった。母親の再婚の時は、ある日突然「過去のことは忘れて、新しい家庭を築きたい」と言いだした。ぼくたち子どもたちとは関わりをもちたくないというような態度で、姉も父方の兄、姉もぼく自身も強くショックを受けた。

母親が再婚したのでぼくは横浜で独り暮らしとなった。それも中学一年生の時だった。今だったら、中学生が独り暮らしをしていることがわかったら、教育委員会や警察から通報がいき保護してくれたのかもしれない。当時はそういうこともなく、母親から邪魔だからとハッキリと言われたので、独り暮らしをすることとなった。

ある日母親と再婚相手がぼくの家に来た。ぼくはお母さんが会いに来てくれたことが嬉しくて舞い上がってしまった。その後最悪の事態が起きた。義父から「おこずかいをあげるからお使いに行ってきてほしい」と言われたのだ。

母の再婚相手から何かを頼まれたということが嬉しく、家族と認められたのかもしれないと思って出掛けた。途中でお財布を忘れてきたことに気づいて家に取りに戻った。すると応接間にいたはずの母と再婚相手はそこにはいなかった。どこに行ったのだろうと探してみると、当時ぼくが寝ていたベッドの上でセックスをしていた。あまりビックリしたので動けなくなり止まってしまった。人は本当にビックリしたりショックを受けたりすると動けなくなるということを体験し、学んだ。

そのとき母と目があってしまい、その後すぐにぼくは家を飛び出してしまった。自分たちがセックスするために買い物に行くように言われたことがとても悲しかった。ただその当時のぼくはまだ中学三年生だったのでどうしていいかわからず、なんともいえない裏切られた気持。怒りというか切ない気持がわいてきてどうしたらよいのだろうかとぼんやりと考えながら、横浜駅を歩いていた。

そのことがあってから、ぼくは母との距離をおくようになった。が、ある日母親が再婚相手の男性と大喧嘩をして、ぼくが独り暮らしをしている家に来た。どうしたのと聞いてもただ泣いているだけであった。ぼくはパック入りの紅茶を出した。

母は「あんな男と別れてやる」と言いながら、家の中で暴れ始めた。「どうしたの」と声をかけたとたん、母はものすごい形相《ぎょうそう》でぼくをにらみつけて「あんたなんか生まなければ良かった、死んじゃえば」と、本当に憎しみのこもった声で言われた。そのときぼくは母親の声のトーンと目と雰囲気を見て、これが母親の本音だということがわかってしまった。

そのままぼくは何も言わずにただただ黙って側についていてじっとしていた。次の日、母は再婚相手の人と仲直りをして朝一で家を出て行った。ぼくは母のことばだけが胸に残り、なんともやりきれない気持であった。

ぼくが他人と一緒に食事することができない理由

ぼくはだれかと一緒に食事に行ったりすることが、とても苦手だ。友達であったり、知り合いの人であったりしても、一緒に食事に行くことができなかった。

理由は母親にある。当時母親は牛乳パックに印をつけて飲んだ量をチェックしていた。だから目盛りより少しでも減っていたらどろぼう呼ばわりされた。メンチカツがあって二枚食べてしまうと、「お前そんなに食べたのか」と言って母親に殴られた。

また、食事そのものが怖くなってしまったのは、十五歳のとき、たまたま母親の再婚相手の家に招かれて、みんなで食事をしたときのことであった。再婚相手の家族とぼくのおかずが違っていたのだ。

本当のことなので書くが、再婚相手と子どもたちは「大トロ」、でもぼくは「海草」だけだった。要するにぼくのおかずだけお刺身がなかったということ。母親にぼくも大トロ食べたいと言ったら、「あんたの分なんかないよ」と言われ、最悪な食事会であった。今思うと食事会と言われ出席したのに、みんなと同じものを食べさせてもらえず、どんなに辛かったことか。

ある時は水道の水さえ飲むことを禁じられたこともあった。今なら虐待というのだろうか。ぼくには味方してくれる人がいなかった。小学校の頃から毎日のように食事の制限をされていた、そのことがとても悲しかった。

ぼくの姉

ぼくと姉とは九歳年齢が離れている。姉はぼくにとって尊敬する人であり、ぼくのためにいろいろなことをしてくれた。学校の行事に参加してくれたり、三者面談に行ったり、お説教をしてくれたりの母親のような存在だった。姉はぼくとは違いとても勉強ができて、スポーツ万能で誰とでも仲良くなれ、誰からも好かれるとても明るい人だった。姉は高校を出てから大分の大学に進学し、法律を勉強するために法学部に入った。大学でも学祭実行委員になったりして、その時の売上が三百万円以上を記録し、学校では伝説になるくらいすごい人だった。

姉は母親と一緒に暮らしていたが、ぼくは顔が父親似でしかも男だからという理由で、母はぼくを嫌っていた。そんな理由で姉だけが母と一緒に住んでいて、ぼくは一人暮らしをさせられていた。

姉はいつもそんなぼくのことを気づかってくれてとても優しくしてくれたのだが、母からは「お姉ちゃんは痩せてて頭が良くて美人なのに、なんでお前だけはデブでブサイクで頭が悪いの」といつも比較され、ボロクソに言われていた。でも姉はぼくのことを最高の弟だといつも言ってくれた。「がんばりなさいよ」「しっかりしなさいよ」と姉のことばはぼくの心に優しく響いた。口うるさいほどだった。そんな姉との思い出はいつもコンビニに行って好きなものを食べなさいと言って、シュークリームやチョコレートをたくさん買ってくれたことで、とても嬉しかった。そしてぼくが熱が出たり体調が悪いときなどはずっと看病してくれて、おかゆやうどんを食べさせてくれて、それはそれは優しかった。

姉も過食症だった

ぼくとは正反対で頭も良くて皆から人気のある姉なので、悩み事や落ち込んだりすることは何もないだろうとぼくはずっと思っていた。しかし、姉も悩みをかかえていることを知ることになる。

ぼくが十四歳くらいの頃のことだ。ある時、姉がビックリするほどの大量の食料を抱えてテレビの前で食べていた。そしてものすごい勢いで口に詰め込んでいった。ぼくはそれを見ていて「よほどお腹がすいているんだろうな」と思っていたが、突然トイレに行ってなんと三十分以上も出てこなかった。食べ過ぎてお腹を壊したのではないかなと思いながらベッドに入った。

夜中目が覚めてトイレに行ったとき、処理できなかった汚物がトイレに残っていて、周りは汚れていた。その時、姉が吐いているということに初めて気がついたのである。その後も姉は毎日のように夜中になると大量に食べてはトイレに行きという日が続き、指をみたら吐きダコがあった。

そして決定的になったのは姉の本棚から過食症や摂食障害に関する本を山ほど見つけたときであった。「姉も過食症なのだ」ということがわかった。ある日ぼくは意を決して、「お姉ちゃんもしかして過食症？」と聞くと、いつも優しい姉がものすごい形相で「あんたなんかに私の気持なんかわからないわよ」と言いながら家を飛び出てしまった。そのときはじめて姉が過食症で苦しんでいること、実は姉も心の中に闇《やみ》を抱えていることがわかった。

悩みがなさそうな人ほど心の闇を抱えている

元気で明るくて悩みがなさそうな人というのはぼくの周りにもたくさんいる。そういう人は悩みなんかないというような顔をして普通に元気よく暮らしているが、実はそういった人ほど悩みを一人で抱え込んでいる人が多い。

なぜ、ぼくにそれがわかるかというと、元気で明るかった姉が過食症だったし、心に闇を抱えていたからだ。そしてこのぼく自身も、頭がいいとは言われないが、普段みんなから元気で明るくていいねと言われていた。でもその時ぼくは過食症で悩み苦しんでいて、前向きで生きるとかがんばるとかいう気持になれなかったし、生きていればいいことあるよと言われても、そんな言葉は素直に受け止められなかったからだ。

いつも元気で明るくて悩みがなさそうな人ほど深い悩みをかかえていることがあると思っている。逆に辛《つら》くて苦しくて死にたいと口に出して言える人はさほど悩んでいないということもまれにある。言葉に出して周りの人や家族や友達に私は辛いの、苦しいのと言える人はまだ大丈夫。口に出して言える分発散できるからなんとかなるのである。

一番問題なのは「辛くて苦しくてもう死にたいの」という一言が言えない人、他人の前などで元気で明るい自分を演じている人は、突発的に自殺をしたり、ひきこもりになってしまうことがある。

辛いと言えないあなた
元気で明るく自分を演じてしまうあなた
悩みがなさそうだねと周りに言われてしまうあなた
もう無理しないで、充分にがんばったのだから。ぼくに手紙を書いてくれてもいいから「辛くて苦しいの」と嘆いて泣いてみよう。
いつも元気で明るく振る舞う必要なんて全くないのだから。

姉は結婚して名古屋の四日市で暮らすこととなり、あまり頻繁《ひんぱん》には会えなくなった。もちろん大分の大学に通っているときにも埼玉のほうには余り帰ってこなかったが、家庭をもって子どももいるということもあってめったにこちらには来れなくなった。

姉がぼくと同じ過食症で苦しんでいたこと、ぼくと同じように母に怒りがあったこと、ぼくはそのことに気づいたときから姉がさらに好きになった。姉がぼくの三者面談に出席してくれて、先生から「さかもとくんは本当に頭は悪いし学校にも来ないで困る」と言われても、姉は先生に一生懸命に頭を下げてくれていたのが忘れられない。

いつも姉に堂々と会える自分でいたい。姉に心配をかけたくない。そう思ってぼくは今日まで生きてきた。姉が遠く離れた四日市の町で旦那さんと子どもといっしょに笑顔でずっとずっと暮らしてくれたらと心の中で願っている。てれくさいけれど「お姉ちゃん今までありがとう。そしてこれからもただ幸せでいてほしい」。それ以上でもそれ以下でもない、幸せと思って生きていてくれたらいいなと思う。

お姉ちゃんと姉弟になれて良かった。

ぼくと兄

ぼくには血のつながらない兄と姉がいる。二十歳以上年齢が離れている。父の連れ子なのでぼくにとっては血のつながらない兄と姉ということになる。

今ぼくはその兄と一緒に暮らしている。兄はぼくが住むところがなかった時、俺と一緒に暮らさないかと言ってくれた。命の恩人だ。ぼくが倒れて入院したときに真っ先にかけつけてくれたのも兄だった。会社を休みぼくのところに毎日通ってくれた。身体は辛くないか、大丈夫か、安心していいからな、と言ってくれ、ぼくにとっては父親のような人だ。

兄と一緒に暮らし始めて七年経つ。その間たくさん喧嘩もしたし、言い合いもしたが、ぼくにとっては大切な兄だ。

兄はばついちである。子どもはいなく再婚はしていない。兄の離婚の原因は、父親の会社を手伝っていて、父親が会社のお金を使い込んでしまい、運営がうまくいかなくなったときに、兄のカードでお金を借りて、それが奥さんに知られたせいで離婚になったのだ。

兄はその奥さんのことが大好きだったと思う。なぜならぼくは兄の寝言を聞いてしまったのだ。夢の中で奥さんの名前を何度も何度も呼ぶのだ。また、お酒を飲むと、いつも奥さんの自慢話をする。だからぼくは奥さんのことが今でも好きで忘れられないんだなと思う。兄はアメリカの大学を出ているので英語が話せ、行動力、バイタリティーがあって、人から好かれるので、周りにはいつもたくさんの人がいる。兄は決してぼくに細かいことは言わない。でもぼくが他人に迷惑をかけたときは本気で怒る。普段優しい兄が怒るととてつもなく怖く、ぼくはおびえてしまう。暴力は振るわないが、ことばでものすごく怒る。「父親みたい、父親なんだ」。兄は本当の父親のような人だ。

さかもと聖朋として本を出版したり、ラジオで話しをしたり、テレビに出たり、歌を歌ったり、カウンセリングルームを持てたのはこの兄の応援があったからだ。

二〇〇〇年、ぼくは路上ダイエット過食症ライブをはじめた。兄は「お前のやりたいようにやりなさい。ただし、他人に迷惑をかけてはいけないよ」と、交通費がないときやイベントの路上で使うマイクがないときなど、「がんばれよ」と机の上に手紙を書いてお金を置いていてくれた。二〇〇三年に本を出版することになり、二ヶ月近くバイトができなくなったときも、兄は「せっかくの話だから書いてみなさい」と言ってそっとバイト代と同じ金額をおいていてくれた。

いまこうしてみんなと出会い、本を書いたり、テレビに出たりできるのは兄のおかげなのである。そう、ぼくは兄がいなかったら活動はできなかったし、生きてはいなかったと思う。

生きるということは優しさや思いやりが大切。それは誰もがわかっていることだと思う。だが、現実は電車に乗る時にもお金がかかる、コンビニでパン一つ買うことにもお金がかかる、生活するためには最低限のお金が必要。気持だけでは生きてはいけないのだから。最低限のお金が必要であって、贅沢するお金、ブランド品を買うお金は必要ではない、自分の欲を満たすためのお金ではなく、生活するためのお金は必要である。だから、活動するときに足りなかったお金を兄が助けてくれたのは本当に嬉しかった。

こんなときにしか言えないから、てれくさいが言わせてください。

おにいちゃん本当にありがとう！

おにいちゃんが老後になったらぼくがしっかり面倒をみますので、安心してください。身体だけはこわさないでね。

ぼくの大切なルームメイトであり、家族であり、父親であるおにいちゃん。

両親のことを愛したかった――心の揺れと迷い

両親をものすごく憎んで生きていた時期があった。どうしてあんな両親から生まれてきたのだろう、と嘆き悲しみ涙した日もたくさんあった。両親は離婚してそれぞれが別の人生を選択し再婚した。

ぼくは両親と過ごした時間は本当に少なく、参観日、運動会などなど、ほとんど見にきてもらえなかった。殴られたり、デブ呼ばわりされ、生まなければよかったなどと言われ、もう死んでしまいたくなり、それで自殺未遂をしたこともあった。こんな両親なんかいなくなればいいと思ったことさえあった。

でもぼくが一番辛かったのは、「こんなデブ生まれなければよかった」と母親から言われたことではなく、父親から「あのデブは本当におれの子か」と母親と口論しているのを聞いてしまったことでもなく、本当に辛かったのは、両親がぼくに対して無関心であったことだ。

ぼくがどんなに怪我をしようとも過食で苦しんでいても、両親は全くの無関心だった。それぞれ離婚してまた再婚してしまうと、父も母も新しい家族ができて日々楽しく暮らしている。

ある日のこと、町で母親とばったりと出会ったことがあった。その時母親は新しい旦那さんの連れ子と楽しそうに歩いていた。ぼくは思いっきり手を振ったのだけれども、ぼくの前を素通りして行ってしまった。ぼくがデブなことを憎んでもいい、怒ってもいいから、関心だけは持ってほしかった。無関心がとても辛かった。

両親のことを憎んで眠れない夜を重ねていくうちに、幸せになってはいけないのかなと考えて、涙した夜もあった。

しかし、ぼくはもう一度頑張ってみよう、もう一度だけ自分の人生にかけてみようと思った。それは生んでくれたことだけに感謝をして、日々の生活愛には期待を持たないと決めたときからだ。単純だけど、生んでくれてありがとうという気持だけ、持てるようになった。いつしかぼくの心の中で、へたくそでもいいから、失敗してもいいから、自分の思った生き方をしてみようと思った。投げやりかもしれないけど、前を向いて歩くきっかけになった。

ただ、そうは言っても両親のことを許せたかといえば、ハッキリ言って、ぼく自身は許していない。ぼくはきれいごとも嫌いだし、この本を読んでいる人にも嘘をつきたくないから書いてしまうが、両親を完全には許していない。

ただ、今までは文句、怒りなどの不満しか出てこなかったのが、両親が死んだときのことを真っ暗な部屋の中で想像してみたら、本当に両親が死んでしまったらと思ったら、自然に涙があふれてきた。その涙はあまりに悲哀過ぎて、自分でもびっくりしたくらいだ。今でも両親のことが誰よりも憎い。けれど、生んでくれたことに関しては心より感謝している。

ぼくの夢

ぼくの夢はたくさんあるのだが、そのひとつに両親にダイエット摂食障害ライブをぜひ見てもらいたいということがある。それはこれだけたくさんの人が集まってくれているんだよ、とか有名になったんだよ、とかの自慢ではなくて、あなたの息子はあのステージの上で一生懸命生きているよと。ぼくがたった一人で生活をしていたとき、所沢の丸井の前で路上ダイエット摂食障害ライブをしていたことを、わかってもらいたいなと思ったりしている。

他人から後ろ指を差されたりして生活するのではなく、最低限でいいから両親、兄、お姉ちゃんたちに何かあったとき自分がサッと背中を支えてあげられるようにぼくは一生懸命に仕事をしている。そしていろんな心の病で悩んで苦しんでいる人の力になれたらなと思っている。

悩み相談の時にさかもと聖朋に会いたいという人が一人でもいたら、それを一度でいいから親に見てもらいたいと思い、日々、本を書いたり、ラジオで話したり、カウンセリングしたりしているのです。

家族とうまくいかなくて苦しんでいるあなたへ

もしこの本を読んでいて両親とうまくいかない、兄弟や姉妹と比較されて辛いとか、家族のことで悩んでいる人がいるのなら、ひとつだけ忘れないでもらいたいことがあります。

人はいつか必ず死ぬときがきます。人間の命は残念だけれども終わる時がくる。今あなたが縁があって親子として生まれ兄弟として生まれ育った人たちが周りにいる。家族があって虐待を受けたとしても、最終的には許してあげてほしい。

自分のために許してあげる。

ぼくはきれいごとがきらいだからハッキリ言うけれども、家族のことで悩んで苦しんでいたり、兄弟のことで悩んで苦しんでいる限り、自分の大切な出会った友達や仲間、仕事先の人たち、将来自分と出会っておつきあいをするかもしれない未来の恋人、そういった関係もうまくいかない。
両親との関係をハッキリさせること。どうして自分は両親を恨んでいるのか憎んでいるのかどうして兄弟のことを羨《うらや》ましくて妬《ねた》んでしまうのか。理由はたくさんあるかもしれないが、どうして自分は家族とうまくいかないのか、どうして家族は自分のことを愛してくれないのか、本当に自分は両親から愛されていないのか、まずはそれをハッキリさせることが大切なことです。

これまで書いてきたように、ぼくは両親と幼いころから一緒に暮らせなくて、中学生から一人暮らしをしていた。母と話したいことがたくさんあった。父と話したいことがたくさんあった。行きたいところもたくさんあった。甘えてみたかった。ぼくはそれらが得られないまま年齢を重ねてしまい、あのときの時間を取り戻したくても取り戻せない。それが残念です。
父親が行方不明になったときも、探してほしくてテレビの再会番組にも応募したくらいだ。そして母親にも一週間に一度でいいから会いたいといったがハッキリと断られてしまった。
もし家族がいるのなら、どうか関係をあきらめないでほしい。それを理由に自分の人生をあきらめないでほしい。死んでしまってからではことばは届かなくなってしまう。手を握ったり、抱きしめあったり、ダサイクサイと言われるかもしれないが、ふれあいがなくなってしまう。死ぬってそういうことだと思う。だからこそ、
今両親との関係で悩み苦しんでいるあなた

どうか家族との関係をあきらめないでください。失ったあとで気づくのではおそいから。

そして摂食障害とのたたかい

こんな人生を歩んできたぼくにとって、体重が減ることもたいへんだったが、もっとたいへんだったのは摂食障害との戦いだった。姉と同様、大量に食べてしまって吐くことが止められなくなってしまい、逆に一週間何も食べられずに水だけで過ごすときもあった。自分の食欲や食事の量を管理できないことがとても辛く悔しかった。痩せたいという気持はとても強かったのだが、過食や拒食を繰り返していくうちに、生きていく気力を失った。

だけど、ただひとつ言えることは、摂食障害は必ず治るということだ。このぼくも治ったのだから。

そして摂食障害になって思ったことは、治すのに欠かせないのは、有名な精神科に行くことでもなく、お金をかけてカウンセリングを受けることでもなく、ただ単に愛されたいだけでもなく、なんで自分は過食症になったかという理由を明確にすることだということもわかった。

今だからこんなふうに言えるのだが、当時はぼくもとても前向きな気持にはなれなかった。

そして、家族との関係や摂食障害で苦しんだ時期があるからこそ、今こうしてカウンセラーとして摂食障害や心の病にかかわる仕事に就いている。これから先もカウンセラーとして自分の摂食障害のときの経験を参考にして、いろんな苦しんでいる人たちの悩みを解決することに少しでもお役にたてたらと心から思っている。

そしてこの本を読まれている人たちに、何言っているの？　と思われてしまうかもしれないが、十六歳の頃の自分に今の自分から一言だけいいたい。
「一三七キロまで太ってしまい、過食症で苦しんで、一人きりで、自殺をして死んでしまいたいとまで思っていたあなた。あれから先十年以上も経ってあなたはカウンセラーとして活動しています。五十三キロまで痩せて、顔もたいしてよくなく、女の子にはいまだにモテないけれども、十六歳のあなたよりは楽しく生きていっています。大好きな映画と音楽を楽しみに十年後のあなたは生きているよ。過食もバッチリ治って笑顔で暮らしている。だから十六歳のときのあなた、どうか生きることをあきらめずに頑張ってください」

十年以上も前の自分に言うのははずかしいのだが、今どうしてもあの頃のぼくにあきらめないで生きてほしいと伝えたいです。

今この本を読んでくれて現実に摂食障害で苦しんでいる人、ダイエットで苦しんでいる人に言いたい。

「どうかあきらめないでください」
今は辛くてもいつかきっと想い出話になる日が必ずくるから、一緒に頑張っていこうね！

……………………………………………

泣いてもいい、失敗してもいい。
終わりない過食……どうしてもやせたいという思い……本当につらいけど、
いつか必ず、今の苦しみが思い出になる。
思い出にしてみせようよ、ねえ……。
あきらめていた未来、光りだすよ……。
ぼくはあなたを……ダイエットで苦しんでいる人すべての人を、
摂食障害で苦しんでいる人すべての人を信じている。
きっとあきらめないって……。

step
3

過食症を治すために知っておくこと

今現在過食症で苦しんでいる人は、日本全国にたくさんいる。過食症の人の辛《つら》いところは、どうしても痩せたいのに食べたい、そう思うと止まらないところだ。「食べなければいいじゃない」と言う人がいるが、止めたくても食欲を止められないのが過食症だ。

どんなに心では「食べてはいけない」「食べ過ぎだ」と思っても、暴走しはじめてしまったら、もう止めることはできない。口の中に食べ物を入れ、噛んでいるのか飲み込んでいるのかわからない食べ方で、お腹が膨《ふく》れあがるまで食べ続ける過食症。そんな症状が永遠に続く恐怖。止まらない食欲。果てしなく痩せたいという思い。過食症というのはとても辛い病気なのだ。

過食症は心の悲鳴

過食症は心の悲鳴である。

そう一言で言ってしまうと、「悲鳴って何よ」と言われてしまうかもしれない。過食症は孤独、誰かに信じてもらいたい、愛されたい、という気持と、上手《うま》く生きていきたいと思っていても、自分の思うように上手く生きられない絶望的な気持と、ルックスを良くしたいという思いと……というたくさんの否定的な気持が生み出す心の悲鳴である。

過食症の辛いところは、どんなに有名な精神科に行っても、どんなに名医に診てもらって薬をたくさん飲んでも、なかなか治らないことだ。

＊過食症はあくまでも君の心の中に治す方法がある＊
だからこそもう一度過食に悩んでいる人全てに言いたい。
君はどうしてそんなに悲しんでいるの？
どうして君はそんなに痩せようと思って努力するの？
もう一度自分の心にたずねてみてほしい。
過食症は心の悲鳴。
どうか疲れ切っている心をやすめて過食症を治そうよ！
大丈夫！　きっと治るから！

……………………………………………

自分のルックスをものすごく気にする

過食症の一つの症状として自分のルックスをものすごく気にするということがある。それは単におしゃれで自分のルックスを気にするというようなものではなく、自分のルックスが気になって気になって気になって気になって仕方がない。きれいになりたい、かわいくなりたいと必要以上に強く思う症状である。

誰しもが自分のルックスについては悩みを抱え、コンプレックスを抱えていると思うが、過食症の時の自分のルックスに対しての執着というのは生半可なものではない。自分が周囲にどのように思われているのか、また、自分自身の顔が悪いのではとものすごく気にする。顔のことを気にすると気持が落ち込み、ひどくなると外に出たくなくなってしまう。

ぼくは過食症のときに自分のルックスが気になる人に対して、「気にするな」とは言わない。ただルックスを気にし過ぎて日常生活に影響が出てしまうようだとそれは困る。生活できなくなるので、例えばバイトだったり、会社だったり、職場だったり、遊びに行くことだったり、デートだったり、ルックスを気にするあまりに人との接触をもてなくなるというのは大変だと思う。

ぼく自身も過食症のときルックスを気にし過ぎて外に出られなくなってしまったことがある。ただルックスを気にするという中の、自分はきれいになりたいな、かわいくなりたいなと思うことは悪いことではないと思う。自分自身を輝かせよう、今以上の自分になろう、と考えるのは決して悪いことではない。だけれど過食症のときのルックスを気にする仕方は想像を絶するものがあるので、もしあなたに心当たりがあるときには、もう一度自分自身に問いかけてみてほしい。

どんな顔になりたいの？

と考えてみてほしい。

美容整形をするときは

過食症のとき、自分のルックスがものすごく気になるということを話したが、もうひとつ、美容整形をしようとすることもある。

まず自分のルックスをものすごく気にする。そして顔をなおしたいと思う。そして美容整形をしようとする。ぼくは美容整形が悪いとは思わない。目を二重に、鼻を高く、脂肪吸引して自分を磨こう、ほしい顔を手に入れるために美容整形をするということを悪いこととは思わないし自分自身も美容整形をしようとしたこともある。ぼくは、鼻を高くしたい、目を大きくしたい、脂肪吸引、の三つをしてもらいたくて都内にあるほとんどの美容整形外科をまわったものだ。

今から十年以上も前の話なので、今となれば懐かしい思い出だが、鼻を高くしたいなどと本気で考えていた。よく美容整形はいけないという人がいるが、どうしていけないのだろう、と思う。輝くため、自信をもつため、美容整形をすることが悪いこととは思わない。

ぼくはきれいごとがきらいなのでハッキリ言うが、美人や美男子はやはり得をすると思っている。やはり第一印象は見た目で決まってしまう。見た目というのはとても重要なことなのだ。人は顔ではない、中身だという人にわかってもらおうなんていまさら思わない。中身ももちろん大切なのだけれども、やはり外見が良い方が得だとぼくは思ってしまう。だからこそ美容整形をして今以上の自分になろう、かわいくなろう、きれいになろう、と思っている人を応援してしまいたくなる。

どうせ私はブスだからとかデブだからとかあきらめて生きるより、きれいになろうと努力している人の方がぼくは好きだ。ルックスの善し悪しというのは生きていく上でとても大切なことなのだ。

過食症の人は美容整形する人がとても多いが、まずあなたはどんな顔になりたいのか？　そして一番大切なのは整形して顔をなおした後、脂肪吸引した後、あなたはどのようにして生きていきたいのか？　生き方をしっかり考えた上で美容整形をしてほしい。美容整形を何度も何度も繰り返す人がいるけれどもそれはおすすめできない。もっと顔を整形すればよくなるかもしれない、きれいになるかもしれないと思い、美容整形依存になることはやめてほしい。やるなら一回、たくさんの整形外科をまわってみて希望とする整形をしっかりと決めること。何度も繰り返さないことが大切だ。自分がいやだな、と思うところをまずは治すこと。

鼻が低いと悩んでいる人はまず鼻の手術から、そして目も鼻も脂肪吸引もすべてやりたいと思う人は全部やる前に、まず優先順位を決めることが大切だと思う。例えば、鼻を高くしたら一つコンプレックスがなくなる。過食症の人は自分を受け入れられなくてすべてを美容整形したいと思うかもしれないが、思ったとしても順位をつけてから整形を受けよう。

もうひとつ、焦《あせ》らずに美容整形をすることだ。焦って美容整形をしたら、自分が気にいらない鼻になったり、目になってしまって、意味が全くなくなってしまう。急がず、焦らず、しっかり納得して美容整形を受けることが大切だ。

大切なのはあなた自身が美容整形をしたいかどうか。家族や友達や恋人が美容整形するなと言ってもそれは関係のないこと。自分の顔は自分で責任を持つ。だからこそ整形するかどうかは自分で決める。もし仮に家族に言われて美容整形を止めたとしても、あのとき美容整形をしていたらとか、お母さんがするなといったからとか親の責任にしたり、他人に責任転嫁するのは良くない。自分の顔で悩んできたのは自分自身なのだから、答えを出すのも自分自身。美容整形するかしないかは何度も言うようだが自分で決めることが大切。どうか自分の顔や体型をあきらめないでください。

自分の顔をかわいくしよう、きれいにしようと美容整形することは、悪いことではないのだから。

自分の年齢を気にする

過食症の人は自分が歳をとることが怖い。

年齢を気にする人というのはたくさんいるが、過食症の人は年老いていくことにものすごく恐怖を覚えている。人は誰でも生きていれば歳を重ねていき、やがて顔にしわもでてくる。歳をとっていくということは自然なことなのでなにも悪いことではない。若ければ肌もツルツル、ルックスだって若さがあればかわいいしきれいだ。だけれど歳をとればシワも増えていくし、ルックスもくずれていく。でも生きてきて経験したいろいろな苦しみや悲しみが心を豊かにして、外見は衰《おとろ》えていくとしても心は磨かれていくものだ。

でも過食症の人は「中身よりも外見」という考えをもつので、歳をとりたくないと思っている人がとても多い。ぼくがカウンセリングをしている過食症の人たちの中にも、年齢を気にする人がものすごくいる。「私は歳をとりたくない」と化粧品にお金をかけている人もたくさんいる。

過食症で年齢を気にしている人達に言いたいのだが、自分だけは歳をとらないと思っていても、時間というものは自然に過ぎてゆき、老化現象は日々すすんでいる。どんなにきれいな女優さんだって、いずれ歳をとって美貌は衰えていく。ただし、それは若さという美貌が衰えていくだけであって、心が豊かだったり、優しさがあったりで、中身が素敵な人はいつまでも輝いていると思う。

もし君が歳をとりたくない、とることに恐怖を覚えているのなら、しっかりと努力してほしいと思う。肌の保湿をしっかりしてエステにいったり、化粧水や乳液を研究して、自分がいつまでも若くしていられるように努力してほしいと思う。「歳をとりたくない」とただ思っているだけでは歳はいやおうなく重ねてしまう。歳をとりたくないのなら、どうすればいつまでもシワのできない肌でいられるのだろうかと、具体的行動にうつすことが大切だ。いつまでも若くいたいと「願う」だけでは何の解決にもならないということを覚えておいてほしい。

歳をとることが怖いあなた、そう思うことは悪いことではないのだから、老化しないために、今できる努力をしていこうよ。どうせ、歳とっていくのだからとあきらめる前に、まずはいつまでも若々しくシワのないお肌でいようと努力していこうよ。

歳をとっていくんだと若さをあきらめないで。

良いことも悪いこともあなたが選んでいる

「どうしてわたしはうまく生きられないのだろう」「どうして私は男運が悪いのだろう」とか、「どうして私は仕事ががうまくいかず、職場を転々としてしまうのだろうか」「どうして人間関係がうまくいかないのだろうか」などなどの悩みがあとをたたない人がいる。でも忘れてはいけないのは、すべてはあなた自身が選択しているということだ。

例えば、結婚するかしないかも結局は自分で選んでいるということ。就職もそうだ。結局は職場を自分で選んでいる。友達もあの人この人と、結局自分で選んでいる。恋人もおつきあいするかしないかと自分で選んでいる。ダイエットするかしないかも選んでいる。過食をするかしないかも選んでいる。僕らの生きているこの世界は自分の選択によって選ばれているのだ。

何故私はダメな男ばかり選んでしまうのか？　というが、自分が選んでしまっているということがわからないと、似たようなタイプの男性ばかりを選んでしまう。職場もどうして自分とあわない職場ばかりで働いてしまうのだろう、と思う前に、自分が選んでいるということをわかることが大切だ。

ぼくらは、過ごす日々のなかで無意識のうちに選んで生きているということを自分自身で理解していくことが大切だ。ぼくは昔、なぜ自分には友達ができないのだろうと悩んだことがある。それは自分が友達を選んでなかったということに気がついた。わかりやすく言えば、友達を作ろうと思っていなかったのだ。だから友達はできない。友達をつくらないということを自分で選んでいたからだ。結婚するかしないかも就職も友達も、全てが選ぶか選ばないかである。自分の責任だからこそしっかりと選んでいってほしいとぼくは心から思う。

「良い人」と言われる人ほど過食症になる

過食症になるタイプにはいろいろなタイプの人がいるが、もっとも多いのが家族や友達や恋人から「良い人」と言われる人ほど過食症になる傾向が見られる。

良い人とかいい子というのは人から好かれるが、本人は我慢をして人に愛されるために人に受け入れてもらうために、良い人いい子を演じていることが多い。

この世の中に完璧ないい人なんていうのはいないと思う。誰だってわがままな部分や自分勝手な部分は持っているし、ときに疲れて誰とも話したくなくなったり、一人でぼぉーっとしたくなるのが人間だと思う。でも良い人を演じてしまう人はいつでも誰かから愛されるために、いつも良い人でいようと思ってしまう。

もうひとつ言えることは、良い人になるために性格を良くし人に優しく接するために生きているということだ。生きることは優しさや思いやりをもつための勉強だと思っている。失敗や失敗して転んで恥をかいて、でももう一度頑張ってみようと努力して生きていく。その中で思いやりや優しさを知っていく。最初から良い人なんていう人はこの世にはいない。でも過食症に陥ってしまう人は完全に良い人いい子を演じようと思ってしまう。人に愛されるため、人に受け入れてもらうため、ひとりぼっちになりたくないから良い人いい子を演じてしまう。

もしこの本を読んでくれているあなたが良い人を演じてしまうのなら、とりあえず良い人いい子を演じることをやめて、本当の自分の姿で、家族や友達・恋人と過ごしてほしいと思う。もう無理しないで。良い人いい子を演じることを卒業しませんか？

わがままなあなた、妬《ねた》んでしまうあなた
人と比べてしまうあなた、孤独を感じているあなた
最初から完璧な人間なんていないんだよ。
どうか、もう無理して良い人いい子を演じずに、ありのままのあなたでいてください。
あなたの代わりは誰もできない。
あなたは世界でたった一人しかいないんだよ。

あなたのことを好きであなたといっしょに悩みや相談にのってくれる、友達や恋人に出会ってください。

良い人いい子を演じて受け入れられようとしないでね。

本人が一番辛い心の病気

過食症は本当に苦しい心の病気だ。果てしなく続く過食、太ることへの恐怖、消えない孤独、心の隙間にあふれる淋しさ、自分以外の誰かにわかってもらえない、理解してもらえない辛《つら》さ、たとえ誰かに過食症であることを打ち明けても理解してもらえないことが多い。痩せなくちゃ、かわいくなりたい、きれいになりたいと必要以上に思ってしまう気持も苦しい。

過食症に関する本や情報はたくさんあるが、過食症は本人が一番辛い心の病気だ。

もし今君が過食症になり一人で悩んでいるのなら、君の過食症に対する苦しみを聞かせてほしい。心の声を聞かせてほしい。ことばで辛いねと言われたって、大丈夫だよと言われても少しも嬉しくない。なぜなら過食症の辛さは本人にしかわからないからだ。

ぼく自身過食症だったから、誰にも過食症を理解してもらえない辛さはわかる。もし君ひとりで悩み、くずれそうなら、過食症で悩んでいるのは君だけではなく、日本全国にたくさんいるからね。そしてぼくという味方がいることを忘れないでほしい。君の苦しみを少しでも理解できたらと心から思うよ。

ちなみにぼくは、大量にコンビニやスーパーで食料を買い、過食をしてしまうことも辛かったけれど、それと同じくらい痩せたいと思う気持も強かった。太ることへの恐怖、太ってしまったときの自己嫌悪、痩せたくて仕方のない気持、一キロでも痩せればうれしくて、一キロでも太ればどうして太ってしまったのだろうと後悔の気持であふれてしまう。

水商売をやりたがる

過食症の人には水商売で働きたいという人がけっこう多数いる。女性だったらホステス、キャバ嬢、そして風俗関係、男性だったらホストで働きたいという。

実はぼく自身も過食症で苦しんでいる時、水商売をしたかった時期がある。実際に面接に行って働いたこともある。ぼくは新宿のホスト店で働いたのだが、結局指名がとれず過食症がひどくなるばかりだったので、たったの二日間でやめてしまった。ホスト店で働き始めてから過食症がひどくなってしまったのだ。あれだけ働きたかった水商売なのに、どうして、実際に働いても仕事は続けられないし、なぜ過食はひどくなるのだろうと、ぼくにとって謎だった。

でも今は水商売で働くことを続けられなくなった理由、なぜ過食がひどくなってしまったのかの理由がよくわかる。

結局水商売で働く本当の理由は、自分の存在意味、何より存在価値を一番知りたいのだ。そこで働いている誰よりも格好よく指名もとれていれば、過食は止まり仕事も続けられただろう。

でも過食症は自分以外の人を妬んだりひがんだりする症状があるので、過食症の人は水商売や風俗関係の仕事は向かないのだ。それでも過食症で苦しんでいる人は自分の価値を知りたいために水商売で働きたがる。ホステスやキャバ嬢になり、仮に働いても過食がひどくなり、鬱《うつ》に陥り、体重が増えてしまって終わるだろう。

お水の仕事や風俗店で働くというのは悪いこととは思わない。ただ働く理由と時期は選んでほしい。お金をためるために、生活のために働くというのは良いと思うが、自分の存在価値を知るために、外見が良いか悪いのかを試すために働くというのはとても危険なことだ。結局そのお店で一番指名がとれて人気者になれない限り、過食症がひどくなり、体重が増えてしまうだろう。

過食症の人は自分が恋愛対象であると思われたいと強く思う。要は異性からモテたいと思う人がとても多い。それで水商売・風俗店で働いて仮に指名がとれなかったり、人気がなかった場合は、過食になり太ってしまう。仮に一番になったとしてもそれは本当にあなた自身が受け入れられているのか疑問である。下心がある男性に受け入れられたとしてもそれが果してあなたが本当に認められているということにつながるでしょうか。身体を求められたとしてもあなた自身が受け入れられたということはならない。

本当に人から愛されるという意味は、自分が好きな人に愛されること、それが本当の意味で受け入れられることだとぼくは思っている。愛する人は恋人だけではない、家族、友達もそうだ。でも過食症の人というのは受け入れられたいという気持が強すぎる。愛されたいという気持が強すぎる。愛されたいと思いすぎることが過食症をひどくして、治らない理由のひとつであるということを覚えておいてほしい。

過食症で苦しんでいる時に、水商売や風俗店で働くことをぼくはお薦めしません。水商売や風俗店で働かなくても自分の価値を試す方法はあるはずです。

人前に出る仕事はやめた方がいい

また、過食症で苦しんでいる人は直接人と関わる仕事はやめたほうがいい。例えば、コンビニやスーパーのレジ係、飲食店のホール、営業マン、セールスレディなど、見ず知らずの人と毎日出会うような仕事は避けた方がいい。

なぜなら、過食症という心の病気は自分の痛みやルックスが半端でなく気になる心の病だ。毎日毎日いろいろな人と顔をあわす仕事は過食症の人には向かない。過食症の人がどうしても仕事をしなくてはいけないとか、どうしても家にいられずにバイトでもいいからしたいとかいう時には、人に接するような仕事は避けた方がいいと思う。

一番良いのは過食症という心の病気を治すことに専念することだ。太ったから仕事に行きたくないとか太ったから人前に立ちたくないとか、そう思って仕事やバイトを途中でやめてしまうよりも、過食症を治してからゆっくり仕事やバイトを探してしっかりと仕事をすると良い。

無理する必要はぜんぜんないんだよ。

恋人がいても結婚しても過食症は治らない

結婚すれば過食症が良くなると思っている人がいるようだが、結婚しても過食症は治らない。結婚をするとほとんどの人が一時的に過食が止まる。愛する人との生活、新婚ホヤホヤで生活環境の変化によって過食が止まるだけであって、早い人で一ヶ月で過食が再開してしまい、長い人でも半年もたてば再開してしまう。

過食症というのは結婚とか恋愛とかで治るものではない。恋人との関係がうまくいかなかったり、結婚して相手との仲がうまくいかなくなったりして、過食がひどくなることはあっても治ることはまずない。反対に恋人とうまくいったり結婚相手とうまくいっているからといって過食が治るかというと、治らない。それが過食症の辛《つら》さでもある。

過食症に限らず精神病の全ては、他人ではなくて自分自身の心の中を治さない限り、決して治ることはない。結婚をして一時的に過食をしなくてもよくなったからといって、過食症が治ったということではないということはわかってほしい。仮に一時的でもいいというのならそれでも良いが、すぐに元に戻ってしまう。過食とは結婚や恋愛では治らないし、生活環境を変えても治らない心の病である。恋人と同棲をはじめるとか、逆に独り暮らしをやめて実家に帰るとか、過食症を治すために人とつきあう方向に生活環境を変える人がいるが、ぼくはそれはすすめない。なぜなら過食症は、住んでいる場所を変えたからとか、家族や恋人と一緒に住み始めたからといって治るものではない。過食症とは自分の心の中の環境を変えないかぎり、いくら生活環境を変えてみたところで治りはしない。

過食症は形からではなく中身からはいらなくてはいけないということだ。つまり、過食症を治すためには心の中を整理整頓することが必要だ。

過食症を治すために引っ越しをしたりバイトを始めたりするのではなくて、まず、どうして自分が過食症になってしまったのか、どうして自分は食べることでしかストレスを発散することができないのか、どうして自分はこんなに悲しいのか、どうして自分は死んでしまいたいと思ってしまうのか、その辺をよく考えてみてください。あなたの心が変われば自然に周りの生活環境も人間関係も良くなってくるはずだから。

つかなくてもいいうそをついてしまう

人間生きていれば誰もがうそをついてしまうことがあるだろう。例えば、遅刻してしまった時、本当は電車が止まっていないのに、電車が今止まってしまったのでと言い訳をしてみたり、誰かに遊ぼうと誘われて、用事もないのに今日は用事があって、とうそを言って誘いを断ってしまったりなど、うそをついたことがない人などいない。

過食症の人のうそというのは、つかなくていいうそをついてしまう傾向がある。例えば、友達に恋人ができたとする。本当はうらやましいのに「良かったね～」といいながら大げさに喜んで、友達の幸せを願っているそぶりをみせる。友達を試すようなうそ、友達をあやつろうとするなど、過食症の人のうそは感情的な面がとても多い。感情的なうそは陰険だ。友達の幸せを願っているふりをして実際は願っていないとか、成功を願っているようにみせて、実は成功など願っていない、本当は友達だとすら思っていない憎い相手なのに上辺だけは友達のふりをしてみたり、とにかく陰険なうそが多い。そんな自分の感情を殺して、我慢してうそまでついて友達関係を続けていることはないのに、過食症の人は友達のふりをしてうそを続ける。

相手の幸せや成功を素直に喜べないようなら、相手との関係を断ち切れば良い。ましてや友達だと思っていないのなら、憎くて嫌いな人と人間関係を続けていくことはない。感情的なうそというのは一番ついてはいけないうそだ。

仕事やバイトが続かない

過食症で困ることのひとつに仕事やバイトが続けられないというのがある。自分がどんなに仕事やバイトに行きたくても行けなくなってしまうのだ。行く前日に急に死にたくなってしまって身体が動かなくなってしまったり、会社やバイト先での人間関係に疲れて行けなくなったり、仕事やバイトの前に過食して体重が増えてしまったために人前に出たくなくて行けなくなってしまったりする。仕事やバイトは生活をしていく上でとても大切なのに、休んでしまうと、なおのことまたなかなか行けなくなってしまう。

仕事は、お金を稼ぐだけではなくて、人間関係を学べる場所でもある。仕事やバイトにどうしても行きたくなくなったり、行けなかったりした時、何故行動に移せなかったのかの理由を自分自身でよく考えてみると良い。そしてその理由をしっかりと自分で理解をして、ではどのように解決していけばいいのかというように考えていけば、必ず答えは見つかる。過食症が治るまでは仕事を休むか、週二日位の数時間のバイトなどをしていったらいいと思う。

仕事やバイトに行くというのは大切なこと。でももっと大切なのはあなたの過食症が治って元気に社会復帰をすること。無理して仕事をしてさらに過食症を悪くさせないでほしい。人間は無理して頑張り過ぎると心も身体も悪くしてしまう。

まずは心と身体をしっかりと休めてください。それからもう一度スタートしませんか。あせらなくていいの。急がなくていいの。大切なのは今までどう生きてきたかよりもこれからどう生きていくかだからだ。

心が満足しない心の病気

ぼくがカウンセリングをしている患者さんから次のようなことを言われたことがある。「先生、私恋人がいても友達がいても家族がいても少しも満足感が得られないんです」と。ぼくはこのことばを聞いたときに思った。人はなんでも揃《そろ》っていれば幸せとは限らないということ。何不自由ない生活をしていても満足をしない人は満足しない。一億円の貯金がある人でも満足していない人は満足していない。満足感というのは自分がやりたいことだとか本当にほしいものが手に入ったときに初めて得られる感情なのだ。満足感を得るために人は日々生活を送っている。家族はいる、友達もいる、恋人もいる、でもわかりあっていなければ、本音で話していなければ、本当はイヤなのにいいと言ってみたり、本当は考え方が違うのに無理に相手にあわせてみたりしていたら満足感は得られない。

満足感というのは、自分に正直に生きられたときに得られる感情だ。自分に正直に生きていない人に満足感は得られない。患者さんもそうだったのだろう。きっと回りの人から嫌われないように良い子を演じてきたのだろう。優しい人を演じてきたのだろう。でも回りから愛されたいがために良い子、優しい人を演じてきたのに、最終的に自分自身が得られる感情が虚しさだけだったら悲しいだけだ。

ぼくは患者さんに最後に一言こう言ってカウンセリングを終えた。

「満足をしたいのなら勉強なんかせずに、堂々と自分のやりたいことをやっていきなさい。そして良い子、優しい人を演じるのは、今からやめなさい」と。

その患者さんは今、過食症が治ってアメリカで自分のやりたかったヘアメイクの修行をしている。

過食症の人は心の満足感が得られない。どんなに良いことがあっても決して百パーセント満足できることはない。わかりやすく言うならば、一杯の水を飲んでも、一杯分の水を飲んでいないように感じてしまう。過食症の人たちは満足感が得られないために、家族や友達や恋人といった自分の身の回りの人の気持を試すようなうそをついてしまう。

何をやっても満足感を得られないあなた、満足感を得たいと思っているあなた、まずは自分に正直に生きていくことが大切だと思う。

どうしても痩せたいと思ってしまう

過食症の人はどうしても痩せたいと思っている。自分の体重に対して終わりがない。おしゃれな雑誌に載っているモデルさんや今をときめく女優さんを見て、皆、痩せたい痩せたいと言っているが、過食症の人の痩せたい気持のレベルは凄まじいものがある。

五十キロの過食症の人が五キロダイエットして四十五キロになろうと目標を持ったとする。実際に五十キロから四十五キロへと五キロ痩せたとする。でも過食症の人はあともう五キロ痩せたい、あと十キロ痩せたいと、痩せることばかりを考える。終わりのない、到達点のないダイエット、これはダイエットではなく病気、地獄だ。

いくら痩せても満足をしなければ痩せたい願望は永遠に終わることはない。そして過食症の人はいつでもどんなときでも常に痩せたい痩せたいと思っている。過食症の人のその痩せたいと思う気持は、普通では考えられないすさまじい願望だ。過食症の人はこの痩せたい願望の中で日々を送っている。

一キロでも太ると気分が落ち込む

普通の人は一キロ太っても「あらっ、太っちゃった」と言って笑って終わるが、過食症の人は一キロ太ってしまうと家から出たくなくなってしまい、他人とは会いたくなくなり、一日中落ち込んでしまう。

過食症ではない人からすればたった一キロ太っただけと思うかもしれないが、過食症の人からすれば一キロ「も」太ってしまったと思ってしまう。過食症という心の病気は、一キロ太るというのを決して許さない病気なのだ。ぼくはカウンセリングを受けにきてくださる過食症の患者さんから、一キロ太ると人に会いたくなくなるし、町に出たくなくなるという相談を受けると、必ず次の言葉でアドバイスする。

一キロ太ってしまったことをまずは反省して、自分が「なりたい体型」「なりたい体重」「なりたい未来」「なりたい自分」のこの四つの目標をしっかり自分の中に持ちなさいと。

他人の為とか他人が望むものではなく、自分が何になりたいのかをハッキリと考えなさいと。

この本を今読んでくれているあなたは、「なりたい体型」「なりたい体重」「なりたい未来」「なりたい自分」のこの四つを持っていますか？　過食症を治したいならこの四つのなりたいものを明確にして、目標としていつも心に思っていてください。くじけそうなとき、生きていくことがいやになってしまったとき、もう一度「なりたい体型」「なりたい体重」「なりたい未来」「なりたい自分」のこの四つを思い出してください。大切なのは自分がどうなりたいかだから。

過食症の人がどうしてここまで体重を気にしてしまうのか。それは過食症の人の存在価値が自分の体重だからだ。痩せた自分、ダイエットに成功した自分、それは過食症ではない人にとってみたら、ダイエットに成功したとただそれだけの価値だが、過食症の人が痩せた、ダイエットに成功したということは、安心や達成感、成功したということになる。普通の人からみたらたった一キロ太ったというだけだが、過食症の人にとってはたったの一キロ太ったではすまない。過食症の人の心の中には不安、心配、何をやってもうまくいかない私、というような感情が生まれてきてしまう。

わかりやすく言えば、過食症の人にとって体重というのは自分の存在価値であり、生きている価値である。痩せてさえいたらそれは自信につながり、人に受け入れられるという安心感、人から愛されるという期待につながる。ただ一キロでも太った場合は全てその逆の感情になるのだ。何をやってもうまくいかない私。太ったら誰からも受け入れられないという不安、そして誰からも愛されないかもしれないという不安につながる。体重というのは目に見えて一キロ痩せた、一キロ太ったという数字でわかる分、過食症の人にとったらどのようなことよりも分かりやすい成功であり、失敗である。

今、あなたが過食症で一キロ太れば落ち込み、一キロ痩せたら嬉しくてたまらないという感情になってしまうのなら、どうか忘れないでほしいことがある。ぼくたち人間には絶対はない。前の日たくさん食べてしまったら太るし、食べなかったら痩せるし、と体重は日々変化している。

過食症の人にとっての一キロ太ってしまう、一キロ痩せてしまうというのは大きなことだというのは充分わかっている。なぜならぼくも過食症だったからだ。

あの頃の自分自身を思い出して思うことは、ぼくも一キロ太れば本当にブルーでどこにも行きたくなくなり、生きる気力をなくしていた。でも一キロ痩せたら嬉しくてうれしくて生きていることが楽しくなった、その時だけ。そして今、大切なことは体重ではなくて、目に見えないものが大切だということがよくわかった。

ものをたくさん買ってくれればそれは愛ですか？　メールだけの友達や上辺だけの友達やただ騒《さわ》ぐだけの友達が周りにいっぱいいるということで愛されていることになりますか？

親から良い大学に行ったらなどと、親の進める生き方をすれば親は喜んでくれる。それは本当にあなたのことを考えて親はレールをしいてくれるのでしょうか。

本当の愛とは、あなたがどんな状態であっても受け入れてくれるということが愛なのではないでしょうか。例えあなたがすごく太っていたり、痩せていてもあなたを受け入れてくれることが本当の愛なのではないでしょうか。お金だけでは愛は生まれない。騒ぐだけの楽しい時間でも孤独は消えない。そして両親が望むような良い子ばかりでいたって、結局は自分自身が我慢をして過食症などの精神病になってしまう。一キロ太ってしまうことが怖くてもがき苦しんでいるあなた。あなたが一キロ太っても痩せても価値は何も変わらない。何故なら命の価値は数字では表せないからである。あなたの価値はあなたの命の価値ということになる。あなたは自分の命を数字だけで判断されていいのでしょうか。

体重だけを気にして生きることにふりまわされ悩んでいるあなた、どうか自分を苦しめる毎日を終わりにしませんか。まず一キロを気にしなくなる方法は、あなたが数字で自分の価値を確認しないようにすること。ぼくはあなたが一キロ太っていようと一キロ痩せていようとあなたを受け入れるし、あなたの味方でいたいと思う。

他人の視線が気になる

過食症は自分が家族や友達や恋人からどう思われているか気になって仕方のない病気だ。知り合いだけではなく、町ですれ違う人や関わりのない人からでも自分がどう思われているか気になって仕方がない。つまり他人の視線が気になって仕方のない心の病気だ。

過食症のほとんどの人が視線を気にして生活している。髪形、服装が気になって仕方がない。なにより一番気にするのは自分のルックスはどうかということだ。雨が降っていれば髪の毛は乱れボサボサになる、それが自然で普通なのにだめなのだ。自分だけではなくて他人にもそうなのだ。

ぼくも昔はそうだった。町に出るときは髪形が乱れたらいやだ、顔がむくんでいたら町に出かけたくない、一キロ太っただけで家から一歩も出られなくなってしまったときもあった。今でこそ仕事に出かけられるが、過食症の時はむくんでいたり、髪の毛がぬれてボサボサだったりすると家から出ることができずに閉じこもっていた。でもあれから十年以上たったから言えることがある。他人の視線ばかり気にして生きることは本当につまらないこと。

他人にルックスがいいと思われたいとか、自分自身がイケていないと町に出かけられないとすると、とても狭い世界で生きることになってしまう。もしかしたら出かけていれば素敵な出会いがあったかもしれない、考え方が変わるような出来事に出会ったかも知れない。テレビや雑誌という情報がたくさん溢《あふ》れているが、やはり自分の目で見たもの、手でふれたもの、実際に家から出てみるとたくさんの発見がある。他人の視線ばかりを気にしているよりも自分がどう思われているか気にするよりも、あなた自身がどうしたいかということのほうがどんなに大切かということに気づいてほしい。

他人の視線ばかり気にして生きるのはやめようよ。

顔がむくんでいたって、髪の毛がボサボサになってしまったって、それでもあなたはあなた。だれもあなたのことをダメな人、ブスだとは思わない。髪の毛がボサボサでも誰もなんとも思わない。だって誰だって顔はむくむし、雨の日などは髪の毛はボサボサになるものだから。


今の時代おしゃれな洋服、エステサロン、カリスマ美容師がいるという美容室、フィットネスクラブ、ネイルサロンなどなど、自分を磨《みが》いてくれる場所がたくさんある。そういった場所で皆それぞれがきれいになりたい、美しくなりたいという望みをもって、おしゃれな洋服をきてみたり、自分好みのヘアースタイルにしたり、フィットネスクラブでダイエットのために汗を流したりする。

過食症ではない人はそれらのことを楽しみながらやっている。しかし過食症の人はおしゃれな服を着ても、美容室に行ってヘアースタイルを変えても、ネイルサロンに行って爪をおしゃれにしても、フィットネスクラブで汗を流しても、全く満足できず、自分の見た目が気になって仕方ない、自信にはつながらない。

ルックスが良いか悪いか、これは多くの過食症の人が悩む症状の一つである。この悩みは、過食症ではない人が聞いたらびっくりするくらいルックスに対して厳しくてシビアで、どんなに周りの人が過食症の人にあなたきれいね、美人ね、良いヘアースタイルしているね、痩せているねなどの言葉を言っても全く信用しない。逆に過食症の人はルックスのことで周りの人からほめられると逆ギレする。

どうして逆ギレしてしまうのか、その理由は三つある。

　自分のルックスに全く自信がない

　自分のルックスに完璧を求めてしまう

　幼い頃の愛情不足

この三つが考えられる。

まず自分のルックスに全く自信がない。

自分がうまく生きられない理由、幸せになれない理由の全ては、自分のルックスが悪いからだ、自分が太っているからだと思っている。どんなに血の滲《にじ》むような努力をしても、自分自身でうまく生きれない理由等々をルックスのせいにしているために、結局自分のルックスがいけないんだという理由にたどり着いてしまい、いつまでたってもルックスに満足することはない。

過食症ではない人ならば、鼻がぺちゃんこだけれども、瞼《まぶた》が二重だからいいかなどと、自分で納得できるが、過食症の人は自分のルックスに完璧を求めるので、そこが一番苦しんでしまう理由である。

そして幼い頃の愛情不足というのも、自分のルックスに完璧を求めてしまうということと深いつながりがある。

幼い頃、両親からの愛情をもらえずに育ってしまった人や、両親に愛されながら育ったけれども、その愛されていた自分というのは実は見せかけだけの「良い子」だったりして、本当に言いたいことも言えずに、顔色をうかがって本当の自分を出さずに育ってきてしまった人は、子どもなのに、心の中にポカンと穴が空いてしまう。その穴が大人になるにつれ、どんどん広がっていき、その穴を埋めるために、過食症や買い物依存症や、セックス依存症などのいろいろな精神病につながっていく。

自分のルックスに満足できなくてもがき苦しむ理由は、自分の両親や友人に本当の自分はわかってもらえないが、ルックスだけは受け入れてもらいたい。そして、本当は両親の前でわがままを言いたいのに我慢し、友達に文句を言いたいのに我慢したり、恋人にもっと言いたいことがあるのに嫌われてしまうかもしれないという恐怖から良い子を演じてしまう……。

嫌われたくないから

愛してほしいから

自分のそばから離れていってしまうと思うから

良い人を演じながらさらに本当の自分をわかってもらわなくてもルックスだけでも受け入れてもらおうと思うがために、過食症の人は自分のルックスを磨き続け、ダイエットを続ける。

それは仮に十キロ痩せようが二十キロ痩せようが終わりはなく、果てしなく続く。毎日食事制限をし自分のルックスを異常なくらい気にしながら生きている人を思うと、ぼくは胸が張り裂けそうになる。

どうか両親や友達などに自分の本当の姿を見せていってほしい。本当は言いたいことがあるのに良い子を演じないでほしい。生きることに疲れているのに、無理に元気のあるふりをしないでほしい。納得などしていないのに、納得したふりをしないでほしい。兄弟と比べられて悲しかったのに悲しくないふりをしないでほしい。友達の前で本当は落ち込んでいるのに元気なふりをしないでほしい。

本当のあなたのまま生きていければ、ルックスが気になって仕方ないということはなくなる。なぜならルックスだけで受けいれられようと思えば、もっと美人にならてくては、もっときれいにならなくては、もっとダイエットをして痩せなくてはと思う気持が止まらないが、本当の自分の気持を両親や友達に言えたら、我慢、遠慮することなくありのままのあなたでいられる。もしかしてあなたの本当の姿を見て去って行く人もいるかもしれない。でも良い人を演じたりおりこうさんのふりをするよりも、本当のあなたを理解してくれる人が必ず現れるはずだから。

だからもう我慢はしないで。

両親や友達に自分の言いたいことをはっきり言ってください。もうルックスだけで受け入れられようと思うことはやめにしませんか。

「良い人」をやめられなくて

ぼくが今過食症のカウンセリングをしていて思うことは、過食症で苦しんでいる人は皆「良い人」をやめられなくて、悩みもがき苦しんでいるということだ。

過食症の人というのは基本的に人から何かを頼まれたら断れないタイプの人がとても多い。本当はやりたくもないことを引き受けてしまったり、友達に会いたくないのに誘われたら会いに行ってしまったり、自分の話しを聞いてほしいのに友達の話しばかりを聞いてあげて疲れてしまったりと、ものすごく良い人を演じている人が多い。

確かに良い人というのは人に好かれるし、周りに人が集まってくるが、良い人と都合のいい人は違う。好かれる人と愛される人というのも違う。都合の良い人というのは好かれるが愛されることはない。過食症で苦しんでいる人にとっては、愛されることのほうがよほど大切である。何もかも引き受けて何もかも都合良くやってくれる人がいたら、それは人は集まってくるし、誰だって好意を示すだろう。でもきちんと自分の意見をもって、良い時はいい、いやな時はいやとハッキリと自分の意見を言える人のほうが、最終的には愛されると思う。

過食症で悩んでいる人のカウンセリングをやっていると、本当に皆良い人を生活の中で演じているなと強く思う。良い人を演じることに疲れてしまい、過食をしているという人もたくさんいる。良い人を演じていることによって、本当の自分がわかってもらえない……。他人に受け入れられるためにイエスとしか言えない、そういった人たちが大勢いる。

もし、自分が出かけたくないときに、友達に誘われたら断る。周りの人と意見が違っても、自分の意見はしっかりと言う。友達に嫌われたくないがために友達の話しをずっと聞く必要もない。聞いてほしい悩みとか聞いてほしい苦しみがあるはず。友達の話しばっかり聞く必要は全くない。そしてあなたが仮に怒って泣いたり、意見をぶつけたり、感情をぶつけたりしてもそれでもあなたを受け止めてくれる人を周りに見つけていってほしい。

良い人をやめられなくてもがき苦しんでいるあなた、良い人を演じるのはやめませんか。

心の孤独がやめられない

ぼくは「孤独って何だろう」と、今まで生きてきた間ずっと考えてきた。

孤独というのは、友達がいないこと、恋人がいないこと、両親と仲が悪いことなど、孤独の理由をぼくなりに考えてきた。そして今ようやく孤独の正体がみつけることができた。孤独の本当の正体は、自分が大切な人や周りにいる人たちを「愛せないこと」だということに気づいたのだ。

それまで、自分が愛されないことが孤独だと思っていたが、本当の孤独は自分が人を愛せないことだと思う。なぜなら、自分が相手を愛さないかぎり、相手も自分を愛してくれないからだ。結局自分が相手のことを嫌いなら、その相手も自分のことを嫌い、自分が相手のことを好きなら、相手も自分のことを好き。気持というのは以心伝心する。だからこそ自分が誰のことも愛することができなければ、自分自身も誰からも愛されないということになる。

十年前のぼくは、そのことが全くわかっていなかった。過食症で食べることが止まらず、吐くことも止められずにもがき苦しんでいる時、人から愛されたいと思った。でもあの頃のぼくは、愛されたいとは願っていたが、自分自身が誰かを愛そうとはみじんも思わなかった。人を愛するなんて、そんなきれいごとと馬鹿にしていた。

でもあれから十年経った今、ぼくは思う。人間はしてあげたらしてもらえる、大切に思えば大切にしてもらえる、助けたいと思えば助けてもらえる、結局与えれば与えられる、そのことに気づいた。

孤独というものの正体は、家族や友達や恋人にあるのではなくて、自分が愛せないから相手も本気で自分を愛してくれない、そういうことだ。心の孤独を埋める方法はまずは相手を愛すること、そして自分がしてほしいことを相手にしてあげること。愛するということを馬鹿にしたりせずに、過食症を治したいなら、どうか、人がしてほしいことを相手にしてあげるという気持を大切にしていきながら、生きていってほしいと思います。

人のいやなところばかり気になる

過食症の人というのは周りの人の気持に対してとても敏感だ。例えば、もしかしたらあの人私のことを嫌っているかもしれないとか、私の悪口をいっているかもしれないとか、である。

まだそれまでの感情ならば過食症ではない人でも普通に日々思うことである。でも過食症の人というのは人を観察することを止められない人が多い。誰も気にしないようなことを気にしたり、相手の言葉づかいを深読みし過ぎてみたり、いやなところばかり気になってしまう。

例えば食事中に相手がトイレに行く時に、バッグをもって行ったら、私がお財布を盗むと思われているとか、メールを友達に送って返信が遅かっただけで、嫌われているのではないかとか、友達が他の人と仲良くしたりしているのを見ると、私のことをもう嫌いなんだと思い込んでみたり、探しだしたらきりがないくらい相手のことが気になってきてしまい、結果自分自身が苦しむことになる。

家族や友達や恋人のいやなところばかり目についたとしても、それは自分の思い通りではないからいやなことだなと感じているのではないか、と考えてほしい。過食症でもがき苦しんでいる時にいやだなと感じる他人の行動は、自分中心に考えているからそんなふうにとってしまうことが多い。例えばメールの返信が遅い、それはもしかしたら相手が仕事中かもしれない、寝ているかもしれない、でもすぐに返信がほしいというのはわがままでしかない。

友達が他の友達と遊んだとしてもそれはあなたのことを嫌っているわけではない。他の友達がいるから遊んでいるだけで、あなたのことが好きか嫌いかとは全く関係ない。トイレに行くときにバッグを持っていったとしても、バッグの中に化粧ポーチが入っているために持っていくのだということもある。

過食症の人が人のいやなところばかり目についてしまうのはそのほとんどが思い込みである。その思い込みも過食症の症状のひとつだ。まちがった思い込みで人間関係を壊してしまうのはとてももったいない。

人のいやなことをみつけたら、本当にいやなことなのかなと冷静に考えてみるといい。そしていやだなと思うことをノートに書き出してみるといい。文字にすると、人は冷静にものごとを考えられる。深く深く考えてあくまでも常識的に考えることが大切だ。いやなところばかり気になってしまって周りとの関わりをなくしたり、友達との縁が切れたりしたら取り返しがつかなくなってしまう。深読みし過ぎたり思い込みで人のいやなことばかり気にするのはやめよう。

自分の価値を知りたい

人は皆自分の価値を確認したくて毎日生きている。もちろん生活すること、どこかへ遊びへ行くこと、誰かと関わることで得られる幸せもある。でも、本当に知りたいこと、生まれてから死ぬまでに確認したいこと、それは自分の価値だ。一体自分の価値はどれくらいなのだろう。

女性だったらどれだけ男性から愛されたか、どれだけ高学歴で高収入で肩書のすごい人と結婚したか、要は玉の輿《こし》にのれるかどうか、またブランド品を持っている自分、ブランド品を買える自分といったわかりやすい方法で自分の価値を知ろうとするかもしれない。男性だったら、どれだけお金を稼いで一流企業に就職したか、どれだけきれいな奥さんを手にしているか、と男性もわかりやすい方法で自分の価値を知ろうとしているかもしれない。

しかし自分の本当の価値、それは果して目に見えるものなのだろうか？　とぼくは思う。女性で、どれだけ男の人に愛されたかということが自分の価値という人もいれば、どうしても叶えたい夢があってそれに向かって日々頑張っていて恋愛に興味がない人もいてもいいのではないのか？　と思う。

男性から一方的にどれだけ愛されたということや、ブランド品を持てる自分、どれだけすごい人と結婚したか、といったことなどで自分の価値を確認するのはやめにしよう。どれだけすごいスポーツ選手と結婚しようが有名人と結婚しようが、実業家と結婚しようがそれは価値のうちのたった一つに過ぎない。自分の価値を確認するための結婚や交際は何の意味もない。

お金がなくても学歴がなくても、日々一生懸命生きている男性を愛し愛されたとしたら、そのほうが幸せなのではないかと思ってしまう。

もうひとつ大切なことは、価値のない人間なんてこの世の中にいるのだろうか、ということだ。どれだけ男性に愛されようが、ブランド品を持とうが、それは自分の存在価値にはつながらない。どれだけの物を持っているか、どれだけ愛されたかではなくて、自分自身が固有の価値を持っているということを自覚できることのほうが存在価値につながると思う。

実は存在価値というのは自分自身がどのように生きるか、一生やってみたいと思うことを見つけたり、愛するその人と一緒に生きていきたいと思うこと、そのことこそが自分の価値を高めていくのではないかと思う。存在価値のない人間なんていないのだ。

人間は生きていること自体に価値があるのだ。

幸せな結婚、不幸な結婚

今、世の中では負け組、勝ち組といった言葉が流行《はや》っている。三十歳までに結婚できた女性を勝ち組、三十歳をすぎても結婚できない人を負け組と言っている。

僕自身、結婚とは一つのタイミングにすぎないと考えている。生まれも育ちも違う他人同士が一つ屋根の下で暮らすということは、とても大変なことだ。日々の生活の中で時間が経つにつれ性格で合わないところが目についてきたり、恋人時代のように毎日オシャレをしているわけにもいかない。髪の毛がボサボサの日もあれば、朝起きれば息だってクサイ。部屋の掃除もしなければならないし、結婚したことによって親戚だって増えてくる。そこでまた問題が起こるかもしれない。

だから、ぼくは結婚式というのはあくまでもお祭りだと思っている。愛し合った人と家庭をつくろうという確認のタイミングであり、門出を祝うという意味で結婚式というのは存在している。結婚式も終わり日常の生活に戻れば現実そのものが待っている。

結婚すること自体が夢になってしまうと、その後待っている生活は辛くなっていくだろう。だから結婚したら幸せではなくて、結婚してから、そのあとに幸せになるという考え方のほうが正しいと思う。

結婚において大切なこと。それは経済力でもなく、学歴でもなく、家柄でもなく、結婚する相手の人生においての連帯保証人になれるかどうかだと思う。結婚して万が一、相手が交通事故にあって寝たきりになってしまったら看病しなくてはならないし、リストラされて職を失ってしまったら、一緒に生活を支えて苦難を乗り越えて行かなければならない。その苦難を乗り越えていく覚悟があるのなら結婚してもいいと思う。

今、もし摂食障害をかかえたままで結婚しようと迷っている人がいたとしたら、それはおすすめしない。本当に結婚したいならするほうがいいと思うが、少しでも迷っているのなら、やめた方がいい。婚姻届という紙切れ一枚で結婚はできるが、苦難を乗り越えるということは相手と共に手を取り合って問題を解決しようとする気持がなければなりたたないものだからだ。結婚はしても、一年くらいは楽しいかもしれないが、恋愛感情は時間が経てば家族愛に変わっていくものだ。新婚当時はセックスだって毎日しているだろうが、月日がたてば減っていくだろう。休みの日は旅行に行っていたものが、結婚すればそれも難しくなることだってある。毎回オシャレをして会っていたのが毎日一緒にいることになるのだから、オシャレを完全にしていたら自分も辛《つら》いだろうし、一緒にいる相手だって息苦しくなってきてしまう。

結婚というのはあくまでも人生の連帯保証人になるということ。そしていかに恋愛感情を家族愛に切り換えていくかということの二点が大事なことだ。もし今結婚しようかなと悩んでいる人がいるのなら考えてほしい。あなたは相手の人生の連帯保証人になれますか。恋愛感情だけで好きだから、今大好きだからで結婚してしまうと、不幸な結婚の結末を迎えてしまうことが多いということを忘れないでほしい。

結婚で大切なのはその後の家族愛であり、相手の人生の連帯保証人になることなのだ。

過食症を治す一番早い方法は

過食症で悩んでいる人は、どうすれば過食症が治るのかということを皆必死に考えていると思う。過食症の本を読んでも治らないし、精神科に行ったってわずかな時間の診察で薬を出されて終わり。過食症を親や友達、仕事、恋人、旦那さんに相談しても、「過食症と思わなければ良い」「食べなければ良い」などと言われ、過食症を治すことができない。時間ばかりが過ぎてしまい、過食症は果てしなく続き、体重は増えていってしまう。

そんな人にぼくはまず過食症を治す方法として、カウンセリングを受けるということをすすめる。

もう一つの方法は友達から離れる。

友達が本当に理解してくれる人がいたとしても、まずは一旦離れることをぼくはすすめる。

なぜなら、あなた自身が友達や周囲の友達と比べたりしてしまったり、良い人を演じてみたり、わざとお笑いキャラで人を笑わせたりして無理をしていると思うからだ。

仕事をしている人も一度やめたほうがいいと思う。生活があるとかいう前に、本当に過食症を治したいと思うのなら、仕事をやめなくてもいいからせめてお休みをしたほうが良いと思う。万が一職場に嫌いな人苦手な人がいたとしたらなおさら辞めることをすすめる。また恋人がいたり同棲している人だったり結婚している人だったりしたら、別れなくてもいいから一旦離れることをすすめる。

ハッキリ言うと、もし本当に恋人や結婚相手が百パーセントの愛を注いでくれているのなら、あなたは過食症に陥っていないはずだ。愛されていると思うことで、心が満たされ過食する必要がないからだ。でも恋人や結婚相手がいるというだけでだらだらと関係を続けているとしたら過食症は治らない。一人でいる寂しさより恋人や夫と一緒にいる寂しさの方がよほど辛い。人間一人でいるさみしさや孤独より二人でいるときの孤独の方が辛い。

悪いが、どんなに愛の言葉をささやかれても、何度セックスをしたりしたとしても百パーセントの愛がなければ過食症は治らない。百パーセントの愛情なんかあるのかと言われるかもしれないが、ないから人は過食症に陥るのだ。愛されたい、受け入れてほしい、良い人良い子を演じたくない、太りたくない、そう思って日々悩んでいるが、その全てをクリアできるのはやはり百パーセントの愛。

精神安定剤や洋服で着飾ったりすることや、友達がたくさんいることやセックスすることや、たくさんの人に告白されても過食は治らない。それよりもたった一人からの百パーセントの愛があれば過食は治る。今現在恋人や結婚相手がいるのに過食が治らないという人は、たいへん申し訳ないが百パーセントの愛を注いでもらっていないから過食症が治らないのだ。でも恋人や夫を責めてはいけない。なぜならば、それならあなたも相手のことを百パーセント愛しているだろうか、と思うからだ。

百パーセントの愛って何なの？

それは見返りを求めないこと。それこそが百パーセントの愛。見返りを求める愛というのはしてもらったからしてあげると言うことだ。本当に愛がほしい、そう心が叫んで過食症が治らない人たち、みんなにまずは親や友達や、仕事や恋人や旦那さんから一旦離れてみることをおすすめします。

期待をするほど裏切られたとき辛い

家族や友達や恋人に過剰に期待するのはやめたほうがいい。きっとやってくれる、こうしてくれる、私のすべてをわかってくれるなどなど、人間、自分のことだって理解しきれていないのに、いくら家族、恋人だとしても、自分以外の人間を百パーセント理解することは不可能である。しかも相手に期待すればするほど、自分が思うことをしてくれなければ辛くなってしまう。さらにあまり過剰な期待をすると裏切られたとさえ感じてしまう。

人間は皆自分が何者なのか、自分が一体何をすべきなのか、そして自分を他者に受け入れてもらうためにぼくら人間は生きている。人生というのは自分探しとも言える。ぼくはいまだに自分が何が得意で何が不得意なのか、どのようにして生きていけばいいのかを探している途中だ。その答えは死ぬまでわからないだろう。

家族や友達や恋人に期待をすればするほど辛くなってしまう。期待をしたい気持はものすごくわかる。だけれどまずは期待をする前に自分でやってみようよ。相手に期待ばかりせず、あなたが自分自身のために動いて自分でその期待に応えてあげればいい。誰かがしてくれることばかりを待っているよりも、自分で動いてきっかけをさがした方がよほど人生は充実していく。

他人の一言に必要以上に傷ついてしまう

過食症の人は傷つきやすい人がとても多い。人の言葉を深読みし過ぎてしまったり、必要以上に言葉に反応してしまい、心が傷ついてしまう。

例えば、カウンセリングを受けている患者の中に、他人から頑張ってと言われるのが嫌いだという人がいる。頑張ってと言われると、上から見下ろされている気持になってしまうと言っていた。

実際に頑張ってと言っている人は見下しているのだろうか。頑張ってという言葉は一つのエール、ひとつの応援の方法だ。でも、幸せになってほしいから、うまくいってほしいから、頑張ってと言われても、その人たちは頑張ってということばをそのまま受け止められない。もしも、あなたが頑張ってということばが嫌いなのなら、ことばを深読みせずに素直に受け止める努力をしよう。ただ、頑張ってと言われても、もうこれ以上どう頑張ればいいのという場合もある。本当に頑張って頑張ってもなかなかうまくいかない人に、頑張れ頑張れと言ったらそれは逆効果になってしまうことも確かにある。鬱《うつ》病の人に頑張れというのは禁句のように。

その他にも負けないで、勇気を出して、後悔するよりもやってみようよ等々の応援のことばをいや味に感じたり重く感じてしまったときは、心が疲れてしまっているとき、これ以上は頑張れないときだということに気づいてほしい。心はことばに敏感に反応する。自分の心は自分でしか守れないのだから、他人のことばに傷つく前に自分で自分の心を守っていきましょう。どうしても他人のことばで傷ついてしまい、怒りで爆発してしまったときは、相手に自分の怒りをぶつけることも必要だと思う。

自分は今あなたに言われたことばにとても傷ついたと率直に相手に伝えてみよう。もしその一言がきっかけで友達や知り合いとの縁が切れてしまっても、それはそれで仕方ないと思う。他人のことばに傷ついて動けなくなる前に、不愉快に感じたことなどは相手に伝えよう。友達や他人のことばに傷ついてばかりいたら過食症はひどくなる一方なのだから。

他人の幸せが許せない

ぼくはきれいごとが嫌いだからハッキリ言いますが、過食症のとき他人の幸せが許せなかった。友達に彼女ができたり、就職が決まったり、結婚したりするなどと聞いたときには、本気で相手の幸せが許せないと思ってしまった。ひがみ、妬《ねた》みとはまた違う感情で、相手の幸せが許せなくて仕方ないのだ。ひがみだったら「あの人いいよね～幸せで」ですむのだが、相手の幸せが許せないと、どうしてあの人が幸せになるの、どうしてあの人が幸せを手に入れられるのと怒りに変わっていき、その人のことを嫌いになってしまう。

ひがみという感情はうらやましいと思ったり、いいなと思ったりする感情だ。決して相手のことを嫌いになることはない。でも許せないという感情では相手のことを嫌いになってしまう。相手が幸せになっていることで自分自身が不幸になっているわけではないのだが、相手の幸せが許せないのだ。

だからこそ苦しいし、心が痛むし、不幸せな自分を今度は自分で許せなくなってしまう。過食症の人で他人の幸せを許せないあなた、どうかもう一度考えてみてほしい。誰かが幸せになっているかもしれないが、それであなたが不幸せになっているわけではない。あなたが許せないのは幸せになっている人のことではなくて、自分ばかりがどうして良いことがないのか、うまくいかないのかという不満ではないでしょうか。

生きていればいいこともいやなこともある。それは誰もが知っていることだし、わかっていることだと思うが、もう一度考えてみてほしい。他人の幸せがあなたを不幸にしているということではないということ。そして良いときもあればいやなときもある。うまくいくときもあればいかないときもあるということを。他人の幸せが許せないとイライラする前に、あなた自身が幸せになることを考えたほうが、幸せはあなたに近づいてきます。

自分が幸せになることをあきらめないで。

友達や知り合いとすぐに縁を切ってしまう

過食症の人は友達や知り合いとすぐに縁を切ってしまう。自分にとっていやなことを言われたり、不愉快な態度をされたりすると縁を切ってしまう。そして相手が意見を過食症の人に言ったとしても、過食症の人はそれを意見だとは受け取らない。過食症の人は意見を、自分への文句や悪口というとらえ方をしてしまう。過食症の人は誰よりも家族や友達や恋人のことばに敏感だ。悪気がなくても過食症の人は悪意のあることばと受け取ってしまうために、大切な人たちと縁を切ってしまう。

どうして過食症の人はここまで他人のことばに対して敏感ですぐに縁を切ってしまうかというと、過食症の人は家族や友達や恋人から百パーセントの愛を求めてしまっているからだ。百パーセントの愛というと何もかも許し、認め、受け入れるということだ。百パーセント愛してくれる人はめったにいない。一番身近な家族同士が殺し合ってしまうような世の中で、赤の他人の、ましてや生まれた場所、育った場所の違う人同士が百パーセント愛し合うというのは、ほぼ不可能だ。過食症の人がずっと仲良くできる人、それは百パーセントの愛をくれる人だ。だからといって、すぐに縁を切ってしまうということはとてももったいないこと。なぜならもしかしたら二度と会えなくなってしまうことさえある。人と人との出会いはとても大切なこと。

例えば今この本を手にとってくれているあなたと、この本を書いたぼくが出会っているのも一つの縁。ぼくはきれいごとでもなく本気であなたと縁が続くように願っている。

縁を切るのではなく距離をおこう

どうしてもあなたがいやな相手がいて、どうしても相手のことば一言一言がいやみに聞こえたり悪口に聞こえたりお説教に聞こえたりしたら、相手と縁を切るのでなく、その相手と距離をおこう。

過食症のときは精神的に鬱《うつ》状態になってしまったり、イライラしたり、死にたくなったり、気持がサイコロのように変化していくので、一時的な怒りや不満に流されずに、まずは相手と距離をおいて、そして相手との関係をよく見直してみてください。

相手との縁を切るということはとても簡単なこと。もう会わなければいいし、電話もしなければいい。でも確かに我慢も必要だったり意見のすれ違いがあったりすることもあるけれども、人と人とのつながりは永遠だから、あなたが困ったり悩んでいるときに、あなたの味方になってくれるかもしれない。

ひとりぼっちはとても淋しい、そして不安だ。だからこそ自分の回りに味方がいてくれることはとても心強いことで、大切なことだ。生きていく勇気をくれるから。

味方がいるということは勇気をくれる。それは自分はひとりぼっちではないという勇気だ。

凶暴になることがある

過食症の人は怒ったり喧嘩したりすると凶暴になる。普段良い人や優しい子を演じているために、怒ると回りがびっくりするくらい豹変《ひょうへん》して切れまくるのが、怒ったときの特徴だ。普段不満や怒りを言わないかわりに、一度怒ったり切れたりしたときには、一気に怒りが爆発してしまう。

ぼくの知り合いで過食症の人が怒っている姿を見て、怖いと感じてしまった精神科の看護士さんがいた。過食症で苦しんでいるとはいえ、優しくておとなしい子が、あるとき切れてしまい、その怖いと感じた看護士さんは精神科を辞めてしまったくらいだ。

ぼく自身も過食症のときの切れ方はすごかった。一時的な怒りなので長くは続かないが、怒っている最中はなにがなんだかさっぱりわからないくらい、ひどいことばを言ってしまったり、思ってもいないようなことを言ってしまうことがあった。

今だから言えるのだが、そのときは心に怒りをため込んでいたので、一気に爆発したのだと思う。怒りや文句や言いたいことは小出しにして相手に言っていこう。ため込んでから切れるのではなくて、そのときの不満はそのときに言っていこう。ため込めばため込むほど怒りは大きくなってしまう。現代の日本人は切れやすいと言われているが、本当は切れやすいのではなくて、普段言いたいことを言わずに我慢して良い人を演じているので、怒ったときには怒りが一気に爆発してしまうのだ。

自分自身でも怖いくらい凶暴になってしまうあなた。切れる前に言いたいことはしっかりと言っていこう。我慢する必要はない。良い人を演じる必要もない。本当にあなたのことを好きと言ってくれる人、回りにあなたのことを一人でも好きと言ってくれる人がいたら、それは幸せなこと。良い人を演じている自分を受け入れられても少しも嬉しくないから。

ねえ、嬉しくないでしょう。やはりありのままの自分を受け入れてほしいと皆思っているから。

自殺したくなる

今この本を読んでくれているあなたは自殺してしまいたいと思ったことはあるだろうか。それとも今自殺しようと考えているのだろうか。

摂食障害という心の病で自殺をしてしまう人は大勢いる。この病気で一番怖い症状は、自殺願望である。考えられないくらいの食べ物を一気に口に入れ、そして太りたくないと思い、口に手を入れて吐き出したり、その行為ができない人は下剤を飲んで排泄《はいせつ》する、その繰り返しがずっと続くのが過食症だ。その過食症の症状が毎日続くとだんだん自己嫌悪が膨らんでいく。

どうしてこんなにたくさん食べてしまうのだろう、いつになったら過食が治るのだろう、ということをいつまでもいつまでも考え続ける。でもどんなに考えても過食は止まらない。過食を繰り返しているうちに、過食してしまっている自分が情けなくなり、過食が一生止まらないのではないかと不安になり、さらに過食が悪化していく。

過食はどんなに止めようと思っても止められるものではない。止めようと思って止められるのなら、それは過食症ではない。過食症とはどんなに自分が止めようと思っても止められない心の病だ。止めたいけれども止められないという絶望的な思いが自殺願望を起こしていく。

「もう死にたい」と思っている、あなた
過食が止まらずに自己嫌悪に陥っている、あなた
過食することに疲れてしまっている、あなた
痩せることに疲れてしまっている、あなた
過食症が治らずに生きていくことがいやになった、あなた
どうか自殺をするということだけは止めてください。

どんなに辛くて苦しくても自殺の道を選ぶくらいなら、無理に過食を治そうとはせずに、まずは心と身体をしっかりと休めてほしい。焦らずに、どうして過食症になってしまったのかという理由を見つけてほしい。どんなに孤独で淋しくて疲れてしまっていても、自殺だけはしないでください。命がなくなってしまったあとに後悔しても、生き返ることはできないのだから。

自殺する勇気があるくらいなら

今自殺をしようと思っているあなた。ぼくも昔自殺未遂をしてしまい、新聞などで報道されたくらい何回も繰り返してしまいました。しかし今自殺しようと思っている人にぼくからハッキリ言えることは、自殺をする勇気があるくらいなら生きていけます。ぼくはマンションから飛び下りるときも手首を切るときも首を切ろうとしたときもすごく勇気がいった。しかもぼくが自殺未遂をおかしたのはすべて衝動的であって、本気で自殺しようと思っていたとしたら、怖くてできなかったと思う。

マンションから飛び下りるくらいの勇気があるのなら、明日から自分はどのようにして生きていこうかと、自分の人生を考えて勇気を出して一歩踏み出したほうがよほど勇気を出す意味がある。手首を切る勇気があるのなら、摂食障害で悩んでいるのなら、精神科に行く勇気を出して行ったほうがいい。自殺をするということは本当に勇気がいることだから。

…………自分の人生を見捨てないで

生きていればこれから出会う人、訪れる幸せがあるから、ひとりぼっちではないから、今の苦しみは永遠ではないからどうか生きてほしい。そして自殺したくなったときには無理をせずにのんびりと過ごしてください。死にたいと思っているときに無理に環境をかえたり新しいことに飛び込むのではなく、そのようなときは心が限界に達しているときだから、ゆっくりと、誰にも気をつかわずに体も心も休めてください。頑張って生きることも大切だけれども、頑張って休むことも大切。無理をしてもいいことはないから。

自殺してしまった過食症の仲間たちへ

ぼくが路上ダイエット摂食障害ライブをはじめてから今年で六年目になる。最初はたった一人のお客さんもいなかったこのライブだが、次第にお客さんが集まり始め、そこでたくさんの過食症の仲間に出会った。ダイエットで悩んでいる人、過食症で悩んでいる人、いじめで悩んでいる人、家族のことで悩んでいる人、皆それぞれに心の闇《やみ》を抱えて、ぼくのライブにきてくださっていた。ぼくにとってライブを見にきてくださるみなさんは大切な仲間だ。

忘れもしない二〇〇三年、一人の女の子が自殺をした。その子の名前はミーちゃん。ミーちゃんは好きな彼に告白するためにダイエットをして、三十キロ以上痩せた。ミーちゃんは自殺する二日前にぼくのライブにきてくれた。「さかもとさん、私、彼のためにダイエットしたから明日告白してきます」と。そのときのミーちゃんの笑顔は忘れられない。

ミーちゃんは彼に告白をしにいった次の日に、自分の喉《のど》に包丁をさしてマンションから飛び下りて自殺した。自殺の理由は大好きな彼に告白したけれど、彼から人間とは思えないような一言を言われたがためだ。「お前は確かに痩せたけれど、顔がブスなのは変わらないよな」

彼は知っていたのだろうか。

ミーちゃんがどんな気持でダイエットをしたのか。

彼は知っていたのだろうか。

毎日ミーちゃんが食事制限をして、ウォーキングをして、かわいくなろうと努力していた乙女心を。

彼は知っていたのだろうか。

マクドナルドでバイトをして貯めたお金で、告白するための洋服を買いに行ったことを。

彼は知っていたのだろうか。

雨の日も風の日も疲れてしまったときでも、大好きな彼のために最後まであきらめずにダイエットしていたことを。

「お前は確かに痩せたけれど、顔がブスなのは変わらないよな」。そんな残酷な一言でミーちゃんは帰らぬ人になってしまった。ミーちゃんを自殺に追いやってしまった彼は、今結婚をし、子どもにも恵まれ普通に生活をしている。ミーちゃんの家族や友達やダイエット仲間のみんなは、今でもミーちゃんが死んでしまったことで苦しんでいる。ミーちゃんの死にたくなってしまった気持がわかる。彼が吐いたのは、最低の言葉だと思う。

ぼくは知っている。

ミーちゃんが頑張っていたこと、ダイエットをあきらめなかったこと。

ぼくは知っている。

ミーちゃんが彼のことをどれだけ好きだったか。本気で彼のことを好きだったからこそ、辛いダイエットもできたのだと思う。

彼がその一言を言わなければミーちゃんは今も生きているはずだ。

日本では毎年自殺してしまう人がたくさんいるが、自殺は本人だけの問題ではない。残された家族、友達、みんなが苦しみ、悲しむ。その苦しみ、悲しみは時間が経てば解決してくれるような簡単なものではない。だから生きてほしい。自分の人生が終わるまで最後の一秒まであきらめずに生きていってほしい。

人は皆必ず死ぬ。命は終わる。だから、焦《あせ》って自らの命を終わらせる必要はない。ぼくの回りにも摂食障害で自殺をする人が後をたたない。自殺をしてしまうような人は、自分に厳しく、責任感の強い人が多い。どうか自殺する前に、自分の命の価値を再確認してほしい。そしてどうか、私が死んでも誰も悲しまないという気持を持たないでほしい。

あなたが死んだらぼくは悲しい。

会ったことがなくても、話ししたことがなくても、ぼくの本に出会ってくれたあなたが命を絶とうとしていたら……どうか、生きてください。

自殺したくなってしまったら

過食症で自殺したくなってしまう理由は、三つある。

1　終わりなき過食に疲れてしまうため

2　人間関係に疲れてしまうため

3　生きていても良いことや楽しいことがなさそうで未来に希望が持てないから

過食症というのは、吐いたあとにものすごい鬱《うつ》状態に陥る。食べてしまった後悔と罪悪感で胸がいっぱいになる。過食症の人たちは皆鬱状態といってもいいだろう。過食症の人たちはこの鬱状態とも戦っている。過食症は自殺してしまう確率が高い心の病だ。命にかかわる心の病気だ。

過食症で自殺してしまいたくなったときは、まず絶対に体重計にのらないこと。体重計に乗ってしまうと、自分の重さがわかってしまうので、少しでも痩せたときには嬉しくてたまらなくなるが、一キロでも太ってしまうと死にたくなってしまう。だから、体重計には乗らないこと。そして家から外に出ること。自殺したいと思ったまま家に閉じこもっていると、取り返しのつかないことになってしまう。過食症で自殺した人のほとんどは、家の中での自殺だ。

とりあえず家の外に出て、近くの公園に行ったり、映画を観に行ったり、ショッピングに行ったりすること。

どうか、死にたいと思ってしまったら、お願いだから体重計に乗らずに、家から外に出てほしい。

こんなことで自殺行為が止められるのかと思うかもしれないが、最低限体重計に乗らず家の外に出ていれば、自殺は防げる。自殺しようと思っている人はまず、家から外に出てほしい。一人で考えこまずに外に出て行ってほしい。きっと今まで見えなかったものが見えてきたり、出会いがあったりすると思う。外の空気にふれれば気持は和《なご》む。

自分の命は自分で守ろう。単純なこと、当たり前のことが自殺したいという気持を抑えてくれて、生きていく希望にかわるということもあることを忘れずにいてください。

泣きたいのに泣けない

過食症になってしまう性格の特徴の一つとして我慢してしまう人が多いことがある。日頃言いたいことを言わずに我慢してしまう人は、本当に辛く苦しいときに泣けない。何もかもいやで心が痛んで仕方ないのに涙が出ない。もし涙が出たとしても本気で泣けない。

時には子どもの頃のように大声をあげて泣くことも大切だ。大人になればなるほど、子どもの頃のように泣けなくなってしまう。人間は子どもでも大人でも苦しいときは大声で泣いていい。大人だから泣いてはいけない、子どもだから泣いていいなんて関係ない。子どもだっていつかは大人になる、大人だって昔は子どもだった。だからこそ泣きたいときは泣いていい。

男だから泣いてはいけない、女だから泣いていいというのもないと思う。人間は皆平等だ。強がって涙を我慢することもないし、ぶりっこする必要もない。涙を流すときは純粋な心で泣いてほしいと思う。へんに我慢したり強がらずに、涙が溢《あふ》れてきたら泣いたらいいし、無理に涙を流す必要もない。

でも過食症の人は泣きたいのに泣けない。過食症の人で泣きたいときに泣ける人がいたら、その人はまだ治る可能性は大きいと思う。ただ、泣きたいのに涙が出ないという過食症の人は治すのが難しい。心に大きなバリアをはっているがために、どんなにカウンセラーや親や友達、恋人といった一緒になって戦ってくれる人たちが、過食症の人と本気で向き合おうとしても、そのバリアが邪魔をしてなかなか気持が伝わらない。本当は過食症の人は辛いのに、「辛くないよ大丈夫」とか、食べるのも辛いし吐くことも辛いのに、「どうせ過食症なんて食べすぎだけでしょう」と開き直るがために、どんなにカウンセリングをしても回りが話しかけたとしてもいっこうに心を開かない。

過食症の人が心を開いてくれなければ過食症は治らない。過食症を治すというのは言い換えれば、心を開いていく、心を開放していく、心を自由にしてあげるということだ。見た目ばかり気にして生きることを、ダイエットばかりして生きることを、良い人を演じてしまうことをやめにして自由になる、それが過食症が治るということだ。

心が縛《しば》られているから泣きたいときに泣けないのだ。泣きたいときに泣けないあなた、遠慮なんかせずに、子どものときのように思いっきり泣きなさい。眼から溢れる涙を心から溢れる涙を思い切り流しなさい。過食症を治すために、泣きたいときは思いっきり泣こう。泣くことははずかしいことでも負けることでもない。泣けるということは心が健康な証です。涙は思いっきり流して明日からまた歩き出しましょう。思いっきり泣いていいよ。

女性だからこうあるべきという考え方

女性はこうあるべきだという考え方はぼくはきらいだ。女性男性かかわらず、人がこうあるべきみたいなものはないと思う。人はやりたいこと、行きたい場所、好きなもの、食べたいものもそれぞれが違う。違って良い。皆と同じでなくて良い。自分がやりたいことをやって、大切な人を大切にして、そして日々悔いのないように生きていく、それが生きるということだ。

女性だから控えめにしていなければいけないとか、女性だから男性に気をつかわなくてはいけないとか、女性だから結婚しなければいけないとか、子どもを産まなければいけないとか、家事をしなくてはいけないとか、女性だからこういうことはやってはいけないというのはおかしいと思う。

逆に男性だからこうあるべきというのもぼくは違うと思う。男性だって自由でいい。女性だろうが男性だろうが関係なく、他人に迷惑をかけなければ自分の責任のとれる範囲で自由でいいと思う。

男性というのはどこか考え方の中に「女性はこうあるべき」という考えを持っている人が多いと思う。特に五十歳以上の年代の男性はそういう傾向の人が強いと思う。ぼくは男の子だって眉毛を剃《そ》ったり、化粧をしたりと自分の顔に気をつかったりしてもいいと思う。しかし以前、五十歳以上の仕事の関係者の人から「さかもとくんは男のくせに眉毛を剃って、髪の毛染めてまるで女みたいだな」と言われたことがある。そして男性は続けて「男は身なりなんか気をつかわなくったっていいんだよ。お金さえ稼げば」と言った。

でもぼくはそうは思わない。男だって眉毛を剃ったり、オシャレをしても良い。自分のルックスを磨《みが》いても良いと思う。女性がエステに行くように男性だってエステに行ったっていいと思う。逆に女性だって立ち食いそば屋さんに入ってもいいし、吉野屋の牛丼を一人で食べに行ったっていいと思う。ぼくの知り合いの女性は一人で立ち食いそば屋に入ったり、吉野屋の牛丼を女が一人で食べるなんて恥ずかしいと言っていたが、本当にそれは恥ずかしいことなのか。堂々と食べればいい。

ぼくは女性だからああしてこうしてこうあるべきとか、逆に女性だからこんなことをやったら恥ずかしいと思う、そういう気持のほうが恥ずかしいと思ってしまう。

命はいつか必ず終わる。人は皆死んでいつか天に昇っていく。ぼくらは限られた時間しか生きられない。だからこそ女性だからこうあるべき、女性だからはずかしいとか、してはいけないとか考えずに生きていってほしい。

ぼくは男でも眉カットをするし自分のルックスも磨いていきたいし、チャンスさえあればエステに行ってリフレッシュしたいとも思っている。男性だからやっては恥ずかしいと思われるようなことをもどんどんチャレンジしていきたいと思っている。一度しかない人生、こうあるべきという考え方に縛られずに生きて行こう。

ね！　あなたがしたいと思うことをやっていこうよ。

ぼくはそんな君の味方だよ！

自分のお葬式に何人きてくれるかを考えるより

ぼくは時々考えてしまうことがある。

それは自分が死んだとき、一体何人くらいの人がお葬式にきてくれるのだろう。

縁起が悪い想像ではあるが、ぼくは深刻に考えてしまうときがある。あの人はきてくれるのだろうか、あの人もきてくれるのかなどと、一体誰がきてくれるのかと悩んでしまう。昔のぼくはお葬式に誰もきてくれなかったらいやだ、せめて十人位にはきてほしいと思い、無理に上辺だけの人間関係を広げていってしまったことがある。

今この本を読んでくれているあなたは、自分のお葬式に何人の人がきてくれるだろうと考えたことはありませんか。特に摂食障害など心の病で苦しんでいる人は、自分のお葬式に何人きてくれるのかと考えてしまう人が多いと思う。でもお葬式で大切なのは、たくさんの人がお別れにきてくれることよりも、本気で自分のことを大切に思ってくれて、死んで旅立っていく自分をどれだけ悲しんで心の底から別れを惜しんでくれる人がいるか、ということだと思う。少数でいいから一人でも二人でも心から悲しんでくれる人がいるということのほうが大切だ。千人の上辺だけのつきあいの人たちが参列してくれることよりも、一人でもいいので自分のことを本気で大切に思ってくれて、自分の死を本気で泣いて悲しんでくれる人がいたほうが、お葬式の意味があると思う。

有名人が亡くなると、千人参列したとか一万人参列したとニュースで言われるが、ぼくは千人参列しようが一万人参列しようが、一体この中の何人の人が本当に大切に思っていたのだろうか、人間として愛していたのだろうかと思ってしまう。自分のお葬式に何人の人が参列してくれるだろうと考えて気をつかって生きるよりも、自分が旅立つお葬式を気にせず、のびのびと生きていってほしいと思う。自分のお葬式に何人参列してくれるかを考え、周囲に気をつかって無理して生きるよりも、自分が生きているときにどれだけの人に愛されていたかを大切にして、たった一人でもいいから自分のよい理解者、味方になってくれる友人や恋人などをつくったほうがすばらしいと思っている。

自分のお葬式に何人の人が参列してくれるだろうと考えてしまうあなた。大切なのは何人参列してくれるかではなく、自分の死を本気で悲しんでくれる人がいるかですよ。人数ではなくて、中身。

想像していた未来と違っていても

子どもの頃は誰もが夢をもって生きている。

サッカー選手になりたい、スチュワーデスになりたい、みんな夢をもって生きている。でも十代、二十代と年齢を重ねていくと、現実というのがわかってくる。夢だけでは食べていけない、生活するということは現実そのものだ。ぼくはつい最近まで、幼いころに想像していた未来と、自分が大人になって生きている現在とが違って、落ち込んでブルーになってしまっていた。

細かい事で言えば、一人暮らしをしたときに家はいつもきれいにしていようと思ったのに、それが何年もたつときれいにしていられなくなる。早く結婚して家庭を持とうと思っていたが、実際は彼女がいなくて、もちろん子供も授かることなく、家庭をもつこともなく、幼い頃想像していた未来とは違っている。

誰しも、この本を読んでくれているあなたも想像していた未来があると思う。「ああなりたい」「こうしたい」などいろいろなりたいものややりたいこと、などの夢を持っていたと思う。

でも結局いざ大人になってみると、想像していた未来とは異なっていることがある。大学生活を元気に送ろうだとか、会社に入ってバリバリ仕事をしようと思っていたのに、実際はひきこもりや鬱《うつ》病、摂食障害になってしまったりと、想像していた未来と違ってしまう。

でもひとつだけわかってほしいのは、想像していた未来と違って、生きていくことの絶望感があって今は希望を生み出せなくても、生きてさえいれば、必ず想像していた未来にならなくても近づくことは誰でもできる。完璧に想像していた未来になるということは難しいことだし、実際に想像していた未来そのものになれた人はとてもとても幸せな人だと思う。でも大半の人は想像していた未来とは違うことが多い。だからこそ想像していた未来に近づくために生きてほしいと思う。あきらめないでほしいと思う。想像していた未来とは違うからと、自殺だけはしないでほしいと思います。

今は摂食障害で悩んでいても、ひきこもりでも、鬱病でも、仕事ができなくてもいい。これから一年後、二年後、少しずつでいいから動きだしてほしいと思います。そう簡単に言わないでよと思う人もいると思うが、ぼくはきれいごとがきらいなので、はっきりと書く。

誰かが助けてくれるだとか、もうどうせ自分なんか駄目《だめ》だとあきらめてしまっても、そこから先は絶望しかない。今の時代、皆が心の病を抱えているからこそ自分自身のことで皆精一杯で、百パーセントは助けてくれない。少しは助けてくれたり、手を貸してくれる人がいるかもしれないが、最終的には自分自身で歩いて生きていかなければならない。

いつも今がスタート。明日からではない今から。

ちょっとずつでいいから、無理しなくていいから動き出してみよう。これから残された命を時間を大切にしていこう。

幸せになる方法は「幸せをあきらめないこと」。

step
4

摂食障害とカウンセラー

摂食障害と家族関係について

摂食障害の症状は二つある。まず一つが大量に食べた全てのものを手を入れて吐き出してしまう過食症。食べることが止まらなくなる心の病気だ。二つめは一切口に食べ物をいれられなくなってしまう拒食症。物が一切食べられなくなってしまう心の病気だ。この二つは裏と表、紙一重の行為で過食と拒食は摂食障害と呼ばれる。だから過食症の人が拒食症になる可能性もあるし、拒食症の人が過食症になってしまう可能性もある。そしてパターンもいくつかあり、過食したあとに一切ものを食べずにまた数日後に過食をしてしまう、という過食と拒食を繰り返すという人もいる。毎日過食嘔吐を繰り返す人もいれば一切ものを食べない人もいる。摂食障害に共通して言えることは、「辛《つら》く」「苦しい」ということだ。

過食しつづけるのも辛いし拒食し食べられないのも辛い。また過食と拒食を繰り返すことも辛い。

これらの摂食障害の根っこにはたいてい親子関係がある。両親といっても自分と同じ人間だ。性格上良いところ、悪いところもあって当然。が、摂食障害という心の病気にかかってしまう人は、両親に対しても完璧を求める。両親は完璧でなくてはならない。両親は完璧に私のわがままを聞いてくれて、完璧に私を愛さなくてはいけない。逆に摂食障害という心の病気にかかってしまう人の両親も自分の子どもに完璧を求めてしまう。自分の子どもは良い成績をとらなくてはいけない。自分の子どもはいつも親の言うことを聞いていなければいけない。自分の子どもは良い学校に行かなければいけない。

摂食障害という病気は本人も親もお互いが完璧を求め合ってお互いに百パーセントを求めてしまう。人間は百パーセントなんていうことはあり得ないのに……。摂食障害で自分の子どもが苦しんでいるという時、両親は摂食障害のことをきちんと理解しなくてはいけない。

完璧な愛を求めるから

摂食障害関連の本や精神科の先生などが摂食障害の病気について語るときに、必ず「愛されたいから」ということばを言う。でもぼくは、ただ愛されたいから摂食障害になるというのは少し雑な言い方だと思う。それは誰だって人間はどんな人だって愛されたい。愛されたくない人なんて世の中にはいない。全部が愛されたいからという簡単な一言ですんでしまったら、カウンセラーもいらないし、精神科のお医者さんも必要ないと思う。

ぼくが今まで六年間いろいろな摂食障害の人のカウンセリングや悩みを聞いてきて、また自分自身も生きてきた人生の半分以上を摂食障害という心の病と戦いながら、苦しみ生きてきて言えることは、まず大前提として両親や友達、恋人といった身の周りの人たちから百パーセント受け入れられるという、愛がほしいということだ。だから少しでも注意したり説教したり否定的な意見を言われると、摂食障害の人は皆「私は愛されていないんだ」「必要とされていないんだ」という流れになる。自分の都合だけで愛を求めてしまうというところがある。

日々一生懸命生きているのは、認められたいため、ほめられたいため。子どもの頃はテストで良い点を採れたり、お絵描きが上手だったらほめられる。しかし社会に出ると人からほめられるということはだんだん少なくなっていく。たしかに社交辞令でほめられることはあっても、本心からではなくなっていく。

ぼくは小さいころからあまりほめられるということはなかったが、二十歳をすぎるとほめられることなんて全くなくなった。一時期あまりにもほめられたり認められることがないので悩んだことがあるほどだ。今考えるとそれは自然なことだと思う。誰かにほめられたり、認められたりするのは大人になるにつれてハードルが高くなっていく。大人になればその人の影響力だったり想像力だったり、個性だったり、仕事をするうえでのオリジナリティだったり、人間的にどうなんだというところを見られてくる。わかりやすく言うと、大人になれば内面的なものを求められてくる。その中身がすばらしければすばらしいほどほめられるし認められる。

摂食障害の人たちというのは基本的に、自分がほめられること、自分が認められること、自分が一番ルックスが良くかわいくあること等、自分のことだけを考えるところがある。顔がかわいくて頭がよくて、それは即ち完璧な愛をもらいたい。言い換えると、百パーセント自分は完璧でないといけない。与えもしないで受けることだけを考えている摂食障害の人。厳しい意見だが、あなたは自分のことばかり考えていませんか。

ぼくは自分が摂食障害のとき自分のことばかりを考えていた。どうしてぼくは痩せないのだろう、格好よくなれないのだろう、ほめられないのだろう。そうして挙げ句の果てにはあの人は幸せそう、などと周りの人たちのことをひがみまくっていたあの頃のぼく、自分のことしか考えられない人間だった。

摂食障害の人はまずは与えられることばかり考えずに、自分はどうしたらいいのかと考えること。自分が愛を与えない限り誰からも愛されないということをきちんと理解すること。ハッキリ言うが、他人を愛することができない人、自分がほめられること、認められることばかりを望んでいる人、そういった人は最終的には本当にひとりぼっちになってしまう。友達がたくさんいればいいというものではないし、恋人がいればいいというものでもないし、両親と仲よくしていればいいというものでもないのだが、自分がしてもらうことばかり望んでいる人は、最終的には孤独になり、ひとりぼっちになってしまう。

まずはこの本を読んでいる摂食障害の人は、両親に対して完璧な愛を求めていないか考えてほしい。この本を読んでいる人でもし子をもっていて摂食障害で苦しんでいるという人がいたら、自分の子が良い子であることを望んでいないか考えてほしい。摂食障害は、親と子の両方が百パーセントの完璧な愛を望んでいる場合がとても多い。親は百パーセント良い子、お利口な子を子どもに望んでいないかもう一度考えてみてください。

きちんとしたカウンセリングを受ける

ぼくは今、心理カウンセラーとして心の病で苦しんでいる人のカウンセリングを行っている。ようやく日本でもカウンセラーという仕事が理解してもらえるようになってきたが、アメリカでは何十年も前からカウンセラーという仕事は認められていた。世界の中で一番摂食障害の多い国はアメリカと言われている。摂食障害の人たちを助けるためのボランティア団体もあったり、摂食障害専門のカウンセラーもいるくらいだ。日本ではまだカウンセラーという仕事自体もカウンセリングという治療方法もまだまだ認識してもらえていない部分がある。だけれども心の病を治すうえでカウンセリングや精神科病院は強い味方になってくれる。

過食症を確実に治したいのなら、カウンセリングを受けることをすすめる。十年以上前、ぼく自身も過食症で悩んでいた時にカウンセリングを受けていた。あれから十四、五年たった今、ぼく自身もカウンセラーとして過食症の人と向き合いカウンセリング活動をしている。

改めて思うのはカウンセリングの大切さだ。

一番大切なのはあなたが過食症で苦しんでいるのを理解してくれ、一緒に治してくれる仲間だと思う。それが大学病院でも、薬でもなく、カウンセラーの仕事だとぼくは思う。わずかの時間であなたを理解しようと思うのは無理。それよりもたっぷり時間をかけてじっくりと話しをして、過食で苦しんでいる人の心のうちを知る。そこではじめて過食を治すということに対してのスタートができる。

何も知らないのに「愛されたいんだよ」とか「食べるのを我慢して」と言われても、そんなことは過食症で苦しんでいる本人は充分わかりきっていることである。それよりも、どう治していけばいいのかということが大切だ。

過食症で苦しんでいるあなたにカウンセリングを受けることを心からおすすめします。ネットや本で調べてカウンセラーを見つけて通ってください。きっとカウンセラーはあなたが過食症で苦しんでいることを理解して、一緒に歩いてくれるはずです。カウンセリングは過食症を治すもっとも手っとり早い方法の一つなのです。

自分に合うカウンセラーを求めて

ぼくは摂食障害のときに都内にあるカウンセリングルームを何軒も訪ねた。カウンセリングルームに行って自分に合うカウンセラーを探したかったからだ。

実はぼくも昔、カウンセリングルームに行って、「お金を払うから仕方なく話しを聞いてくれるのでしょう」と、今考えるととんでもないことばを言ってしまった。

あのころのぼくはカウンセラーや医者に対して百パーセントの愛を求めてしまっていた。わざわざ時間をつくってくれて、どうすれば摂食障害がよくなるのか、どうしたら体重やルックスのことばかり気にせず生きていけるのかというアドバイスを必死に教えてもらった。でもあのころのぼくは、カウンセラーさんが必死になればなるほど、お金のために話しを聞いてくれているのでしょう、どうせお金なんだよね、と、今思うと自分勝手な考え方をしていた。

　自分の恋人などに私だけを愛して、私以外の人とは話したりしないでという人がいるが、それは不可能、あり得ない話だ。若くてきれいな女の子がいれば誰だって眼がいくし、逆に格好のいいジャニーズ系の男の子がいたら眼はいくだろう。私はイケメンなんて眼はいかないわよ、と言うかもしれないがそれはあなただけであって、世の中完璧な人などいない。厳しいようだが、恋人を百パーセント縛《しば》りつけようとしたら百パーセント嫌われる。人が人を縛りつけるということなどできない。少し切ないけれど、それを認めないかぎり、生きていくことを辛く感じてしまうだろう。

　例えば、百パーセントうまく仕事が続くとは限らない。それと同じで、今は恋人同士でいるけれども数年後、お互い恋人でいられるかどうかわからない。人間は明日どうなるかということは誰にもわからないこと。でも摂食障害や心の病で苦しむ人というのは百パーセント完璧な愛を求めてしまう。摂食障害当時のぼくも、カウンセラーの先生に対して百パーセントを求めてしまったがために、お金を払っているから話を聞いてくれたのでしょうなどと残酷な言葉が言えたのだ。

カウンセラーだからといって完璧ではないし聖者ではない。お金を払っているのだからというようなひねくれた考えをせずに、まずはカウンセラーさんにお金を払ってでも聞いてもらって、なぜ摂食障害になってしまったのか確認をしてください。

勇気を出してカウンセリングを受けよう

今この本を読んでくれている摂食障害のあなた、摂食障害をきちんと治したいのならカウンセリングを受けてみよう。いま日本にはたくさんのカウンセリングの先生がおられます。ネットや本で探してみるといい。もしカウンセリングを受けることにためらいがあるのなら、集団カウンセリングという、摂食障害の人たちが集まって話し合う場所もある。

でもぼくがおすすめするのはやはり一対一のカウンセリングを受けて、一人で悩みを抱えないで、カウンセラーの先生の力を借りて治していく方法だ。カウンセラーの先生にも自分に合う人と合わない人がいるので、いくつかのカウンセリングルームを訪ねてみるといい。それはわがままなことではないので、自分に合ったカウンセラーの先生と共に摂食障害を治していけたらいいと思う。カウンセラーは摂食障害の人の強い味方になってくれるはずです。

良いカウンセラーを選ぶ方法

良いカウンセラーとは、

1　自分の話をせずに、第一に相談者の話をしっかりと聞いてくれるカウンセラー
2　厳しい意見をハッキリ言ってくれるカウンセラー
3　相談者の話をしっかりとカルテに書き込むカウンセラー
4　「できることはできる、できないことはできない」とはっきり言うカウンセラー

悪いカウンセラーは、

1　相談者ではなく自分の話をするカウンセラー
2　おかしいよ、まちがっているよと否定ばかりするカウンセラー
3　相談者の言いたいことが終わっていないのに話し始めるカウンセラー
4　家族や相談者の周りの人の悪口をいうカウンセラー
5　カウンセリング中にメモをとらないカウンセラー
6　感情的な意見、例えば「その考えは間違っている」とか「常識がないね」と言うカウンセラー

僕自身、摂食障害を治すときにカウンセラーさんの力を借りた。最初はカウンセリングを受けにいくのはいやだと正直思っていたのだが、カウンセリングに行ってみると自分が想像していたのとは全く違っていた。ぼくの話をきちんと聞いてくれて、厳しい意見をハッキリと言ってくださり、痛みや苦しみを理解してくれて、一緒に治していこうという良いカウンセラーさんに出会うことができた。

なかにはあまり感心しないカウンセラーさんがいるのも現実だ。必要以上に高いお金をとったり、宗教団体に勧誘したり、自分の話ばかりをするカウンセラーさんもいる。そういったカウンセラーさんに出会った場合は、二度とそこにはいかず、別の場所を探して自分に合ったカウンセラーと出会えるまで探してほしい。一番良いのはあなたの話をしっかりと聞いてくれるカウンセラーです。

じっくり話を聞いてもらおう

病院の精神科をたずねてみても、外来で行った場合は、少なくて五分から十分、多くても三十分くらいしか話を聞いてもらえない。特に今は精神科がとても混んでいる。僕自身摂食障害で苦しんでいたとき、ある病院の外来に行ったのだが、十分位しか話を聞いてもらえなかった。短い時間だと先生に理解してもらうことは不可能だ。だからカウンセリングルームに行ってじっくりと話を聞いてもらうことが大切なのだ。保険がきかないので多少お金はかかるが、カウンセラーさんだったら一時間はしっかりと話を聞いてくれるし、また、話したりないときは二時間だって聞いてくれる。カウンセリングルームへ行くことはとても大切なことなんだ。

悩みごとをメモして持って行こう

カウンセリング中に言いたいことがあるのに言えなくなってしまう人がいる。

摂食障害の人は心に溢《あふ》れるほどたくさんの悩みや不満を抱えているので、実際にカウンセリングを始めると何から話していいのかわからなくなってしまい、言いたいことや伝えたいことを言えなくなってしまう。幼い頃から心にたまった悩みや不満を一気に言葉にして出そうとするので、焦《あせ》ってしまうのだ。

自分が言いたかったことが言えずに時間が過ぎてしまうのはもったいないので、悩みや不満をしっかりとメモ書きしておきましょう。実際に言いたいことが言えないと焦ってしまうので、そういうときは深呼吸をして心を落ち着かせるといい。焦って急いでしまうと余計に言葉がまとまらなくなってくるので、ゆっくりと落ち着いてから話していくといい。深呼吸なんて笑うかもしれないが、深呼吸というのは簡単で心を落ち着かせるてくれるのでとてもいいですよ。

カウンセリングを受けに行くときには、悩みや不満をメモ書きしてから受けにいく。そしてなにがなんだかわからなくなってしまったら、深く深呼吸をして心を落ち着かせてから話しをしてください。

摂食障害の原因は怒り

カウンセリングを受けにいくうえで、大切なことは「心の怒り」を出すことだ。

摂食障害の人は心に悩みや不満を抱えている。摂食障害になってしまう理由は「怒り」という感情だ。両親、友達、恋人、職場の人などへの怒り、その怒りが溜まってしまうと摂食障害になってしまう。両親へ良い子を演じてきてしまったら、演じなければならなかったことへ怒ってしまったり、友達の幸せや成功が羨《うらや》ましくて、妬《ねた》ましくて怒っていたりする。
怒りが溜まってしまうと過食したり、拒食になってしまう。怒りという感情にはすさまじいものがある。この怒りを心から出さない限り、摂食障害は良くならない。過食症の人がいくら食べることを我慢しても、拒食症の人がいくら食べようと努力しても、心の中に怒りがある限り摂食障害は良くならない。

……………

〈摂食障害＝怒り〉だということに気づいてほしい。

step
5

正しいダイエットの方法

この章では正しいダイエット法をお話ししたいと思います。

今雑誌やテレビなどでいろいろなダイエット法が紹介され、高額な商品も売られている。薬局に行けばダイエットサプリメントコーナーもある。この本を読んでダイエットして痩せたいと思っているあなた、ダイエットは高いお金をかけたからといって上手《うま》くいくものではありません。一時的に二、三キロは落ちるかもしれませんが、結局はリバウンドしてしまう。そうしたら何の意味もない。一時的に痩せるのはダイエットに成功したとは言えない。

ダイエットに成功するということはリバウンドしないということだ。本気でダイエットしたい人のために、この章では正しいダイエット、リバウンドしないダイエットの方法をお話ししたいと思う。

楽で簡単なダイエットなんてない

テレビや雑誌などのメディアで楽で簡単なダイエット法やグッズが宣伝されているが、ハッキリ言って楽で簡単なダイエットなんてない。楽で簡単なら皆が痩せている。ぼくも一三七キロのとき、楽にダイエットできるという、飲めば痩せるというダイエット薬、ダイエットグッズ、ダイエット法などを試したが、二、三キロは痩せるのだが、それらをしなくなったらすぐにリバウンドしてしまった。しかも楽で簡単に痩せたら、逆に楽に簡単に体重もリバウンドしてしまう。結局楽で簡単なダイエットでは痩せた体重をキープすることはむずかしい。楽に簡単に痩せたいなんて言う人は、本当にダイエットしたいのかなとさえ思う。
　ダイエットは、楽に簡単にやせようと思っている時点では成功しない。楽に簡単に痩せようなんてぼくは好きではない。楽に簡単に痩せようと思っている限り、ダイエットに成功することはむずかしいだろう。

痩せることは命がけ

　ぼくにとってダイエットは夢。

　自分自身をとり戻すための夢でした。

　ダイエットをするうえで「まぁ痩せればいいや」「これを食べたら太るな」と思いながら食べていたり「明日から頑張ればいいや」と言っている人をみると腹がたつ。なぜならダイエットは本当に「厳しくて難しい」戦いだからだ。「ちょっとくらい太っていてもいいや」とか「お腹が出ていても着痩せするだろう」とか「人生おいしいものを食べて生きたいわ」と思っている人はダイエットをしなくても結構。ぼくだって食べたいものは食べたいし、食べ物屋に行ってお腹一杯食べたいと思う時がある。ただ、それをやってしまえば当然のことながら太る。だからぼくはしない。

　太りたくないから、なりたい体重があるから、なりたい体型があるから、やせていたいと思うから、食べ放題やドカ食い、ポテトチップスやチョコレートを好きなだけ食べるということは決してしない。ダイエットをしていて確かに苦しくて、厳しくて、時にダイエットを止めたくなってしまうこともあるけれど、その代わり「なりたい体重」「なりたい体型」「なりたい自分」が手に入ると思うと頑張れるのだ。

　楽をしてダイエットできるということは絶対にあり得ない。でもその分自分の希望する「なりたい体型」「なりたい自分」が手に入る。ダイエットをまじめに取り組んでいる人にとってダイエットは命がけなのだ。時として学校の教科書よりダイエットをすることによって学ぶことがある。

　生半可な気持ではできない。プライドをもってダイエットをしていこう。

女性に外見のかわいさを求める男性

　男性が女性を選ぶときの基準は、優しさ、料理上手、家事をするなどといったことがあげられるが、それはあくまでも世の中一般的な意見であり、現実的には女性に若さと外見を求める男性が多い。優しさ、料理上手、家事ができる、そしてかわいい、きれい、痩せている、スタイルが良い女性をと思う男性があとを絶たない。世の中のたいていの男性が女性を求める場合、そうであろうと思っている。

料理教室へ通って腕を磨いて、創意工夫したたくさんの料理が作れても、食べてくれる男性がいなければ味気のないものになってしまうだろう。料理教室に通うという意味の中に、いつか好きな男性に自分の手料理を食べてもらいたいという願望があるのだと思う。家事だってそうでしょう。好きな男性の身の回りの世話をすることは幸せなことで、家事をすることによって男性に対して自分の思いを伝えるということができるわけだ。「優しいね」という言葉も、周りの友達や家族から言われるよりも、好きな人に言われるのはどんなにすばらしいことだろうか。

ところが、恋人をつくるため時に、見た目が良くなければという現実に遭遇する。街角などでインタビューをしてみると「優しさ」「料理上手」「家事ができる」の三つを男性は言うと思うけれど、実際は若くてかわいくてきれいでスタイルのいい娘。ぼくの周りの男性に話しを聞いても、たいていの人は女性がいる前では中身だ、料理ができる人などと言うが、本音が出ると、見た目がいい娘、かわいい娘、スタイルがいい娘が良いよねと言う。

ほとんどがそうであると言っても過言ではないとぼくは思う。

こういった話をすると、「絶対に男の人は外見だけではなく、中身を見てくれるわよ」と言う女性がいると思うが、男というのは良く言えば正直、悪く言えばずるい。目に見えるルックスやスタイルの良さ、まずはそういったものを女性に求めるから。

厳しいようだが、だからこそ、ぼくは外見を磨いて、顔を良くして、スタイルを良くして、素敵なボーイフレンドを見つけようよと、素敵な恋をしてほしいと心から思う。そこで「だって私ブスだもん、デブだもん」と思うのなら、そのまま生きていけばいい。それなら幸せなカップルを見ても妬《ねた》まないこと、やきもちをやかないこと。

ぼくだって中身は大切だし、自分自身中身をみてほしいと一三七キロの時思った。人は外見ではないよ、中身だよ、といろんなメディアで言うのでそのまま受け止めていた。でも実際は違った。

内面も大切、だけれども外見はその前の段階で大切。そこに気づいた。

外見も磨《みが》いて、料理の腕も磨いて、中身も磨いて、手を抜かずにまっすぐに向かっていく、それが大切なのだと思う。

外見で選ぶ男なんて最低よ、なんて思っている君、どうせ私なんかブスでデブよと思っている君、どうか投げ出す前にもう一度努力しようよ。ぼくだって本当は中身が一番大切だと思っている。でも世の中の男性全員がそういうわけではない、ということなんだ。

愛されたい願望のファッション心理

街角で必要以上に肌を露出した洋服を着ている女の子がいる。ミニスカートに胸元が開いた服、必要以上に背中の見える服、などの露出の激しい服を着た女性がいる。それらの女性は、夏だけではなく冬でもそうである。そういった女性に共通して言えることは、男性に受け入れてもらおう、見られたいという願望があるということだ。

　単純な話、ミニスカートだったり、胸元が開いている服だったり、背中が開いている服だったりすると、男性は無意識にそこに目がいく。だけれどその女性たちは、その見られるということを、自分が受け入れられているように勘違いをして受け止めてしまう。でもそれはミニスカートや胸・背中などが開いている服を着た女性の身体を見ているだけであって、それは決してその女性を受け入れたということではない。

　露出がはげしくなればなるほど、男性からの視線は多くなるけれど、そこで勘違いしてはいけないのは、あなたが素敵だから見られているのではなく、露出がはげしくていやらしいから男性は目が行ってしまうのだ。ただそれだけのことである。

　寂しかったり、孤独だったりすると、人に受け入れられたい、愛されたいと強く願うものだ。そこで手っとり早く自分の心を満たすには、露出度の高い服を着て、男性に見られているという意識を持つということで、寂しい気持を癒《いや》すことができると勘違いしてしまうのだ。

　実際問題露出が高い服を着て見られているというのは、男性からしてみれば、セックスをしたいとかの性欲だけであって、そこには本物の愛はない。身体は受け入れてもらえるかもしれないが、あなたの心までは受け入れてもらえない。露出度が高い服を着たり性的な部分だけで男性に受け入れてもらうのではなくて、心も身体もあなた自身を受け入れてもらい、愛されるためには、露出の高い服を着るよりもまずはあなた自身が相手を思いやること。私は辛《つら》いとか私だけが不幸とか悲劇のヒロインになるのではなく、相手の立場になって考え思いやること。そうやって一つ一つ相手の立場になって考えられるようになっていくと、ちいさな愛のかけらが集まって一つの愛になるのではないかとぼくは思っている。

もし自分が露出度の高い服を着るようになったら、愛されたい願望が強くなっていると注意してみてほしい。

男だってルックスで選ばれる

男性は自分のことを棚《たな》にあげ、女性のルックスのことやスタイルのことの善し悪しを言いたがるが、男性だってルックスやスタイルで女性から選ばれることを忘れてはいけない。男女平等です。

女性にばかりかわいさ、ルックス、優しさを求めて、自分は酒でたるんだブヨブヨしたお腹、無精髭《ぶしょうひげ》、服装も気にしない、髪形もボサボサ……。だめだめ。男だって努力する時代だ。男女平等になって女性だって独立心をもち、一人で生きていこうと思って結婚もしない女性が増えている。男性だって自分が選ばれる立場、そして男女平等ということを再確認してほしい。

よく、この女優はあーだのこーだの、このアイドルはあーだのこーだのとテレビを見ながら批判する男性がいるが、お前はどうなんだよ、とぼくは言いたくなる。ぼくは男でも女でも努力しない人はあまり好きではない。もっといやなのは、自分のことは棚にあげてあきらめ、努力も何もしないのに相手にばかりスタイルやルックスを求める人だ。

やっぱり男だって女性と同じでルックスやスタイルのいい奴はもてる。男性のツルツルお肌は爽《さわ》やかな感じがするし、美容室に通ってカラーリングやカットをまめにしている男性を見れば、おしゃれ感が漂い気分がいい。そういった人を見ているこちらもおしゃれだなと感心する。しかしまだ日本の男性は、おしゃれや自分の顔やスタイルを気にするというのは本当に少ない。増えているように見えるが、それは努力している少数の男たちが目立つからである。

ぼくは男友達からよく、「美容室なんか行っておしゃれして」と言われるし、ぼくは「髭が濃いので永久脱毛に行っている」というと「さかもとは女みてえだなぁ」と言われるが、ぼくは少しも女の子みたいだなんて思いません。自分が努力することが好きだし、何より男だってルックスや外見やそういった目に見えるもので選ばれる時代だからこそ手を抜きたくない。

ぼくが思う本当の意味のイケメンとは、顔がいい悪いではなく、自分を総合的にプロデュースできている男性がそうだと思う。服装、髪形、自分の体型、例えば腹筋をつけようと努力している人だったり、街角でギターを弾いている人を見ると、なんだかこちらまで同性として嬉しくなってしまう。よく女の子にモテたいからバンドを結成したり、ジムに通うという男性がいるが、ぼくはそうやって、自分自身が努力している男性はすばらしいと思う。男性だってルックスやスタイルなどの外見的なもので女性に判断されるということを忘れてはいけない。

女性だけに見た目やルックスやスタイルがいいこと、痩せていることを望む時代はもう終わったのだ。

ぼくが考えた「あんパンダイエット」

ダイエットは夢。流行《はや》りでも遊びでもない。そしてお金をかければ良いというものでもない。まずは痩せたいという思いをしっかり持ちダイエットをしていってほしいと思う。例えば、家でストレッチするとか、忙しいからシャワーを浴びるだけではなく、お風呂にお湯をためて半身浴をして汗を流すとか、散歩に行くとか、コンビニや出前などで食事をすませずに自炊をするとか、お金をかけずにできるダイエット方法は探すとたくさんある。

ぼくはいくつかのダイエット法を考え、実際に一三七キロから五十三キロまで痩せた。ここでは実際に痩せたダイエット法を皆さんにぜひ試していただけたらと思います。

あんパンダイエットというのは、ご飯やめん類ではなくて「あんパン」を主食にしてみようというダイエット法だ（詳しくは『あんぱんダイエット』アスコム刊）。あんパンはコンビニやスーパーで手軽に手に入るし、安いので考えた方法だ。

ぼくは一三七キロあったときにコンビニでバイトをしていた。そのときいつもあんパンが残っていたので、店長さんからいただいていた。おにぎりやお弁当はいくら食べてもお腹がいっぱいにならないのに、なぜかあんパンを食べた後は満腹感を感じた。それからあんパンを食べるようにして、ご飯やめん類などの量を減らしていった。

本当にこんな言い方をすると少し簡単すぎてしまうかもしれないが、ぼくがあんパンダイエットという方法を考え出したのは、あんパンを食べればお腹が空かなかったといういたって簡単なことがきっかけだった。

食事の量が減らないことには体重は減らないのだから、ダイエットをするならいかに食事の量を減らしていくかだ。ところが摂食障害で頑張っている人というのは食事の量を減らすのではなく、食べなくなってしまう。だから二日間くらいは食事を食べなくても大丈夫かもしれないが、三日目くらいで食べないということでストレスがたまってしまい、結果的にドカ食いをして更に太ってしまう。ぼくも実際に一三七キロ太っているときにはそうだった。食事の量を減らそうと思えば思うほどドカ食いをしてしまって太ってしまった。

そんなときに出会ったのがコンビニやスーパーで手軽に手に入るあんパンだった。ただあんパンダイエットの方法を間違えないでほしい。あんパンダイエットは朝昼晩あんパンばかり食べるという一品ダイエットではない。

例えば朝「トースト、サラダ、コーヒー、オムレツ」お昼には「ざるそば」、夜「あんパンに紅茶」といった感じで、一日のうちの一食をあんパンにするということなので、そこは間違えないでほしい。

以前ぼくがあんパンダイエットという方法をテレビで紹介したときに、そのときの出演者の皆さんに大爆笑されたことがある。ぼくの周りの人でも「あんパンダイエットっておもしろいですね」と、あんパンダイエットをおもしろおかしくいう人がいる。でもあんパンダイエットはおもしろくもおかしくもない大切なダイエット方法のひとつなのです。

エステでも痩せない、ダイエット薬を飲んでも痩せない、マシンを買って運動しても痩せない。ダイエットに一千万円以上かけても痩せなかったぼくが痩せたのだから、あんパンダイエットっておもしろいねととられてしまうと悲しくなる。

この本を読んでくれて、もしあんパンダイエットに興味をもってくれた人は、一日三食のうちどれか一食をあんパンにしてみてほしい。

そしてひとつお願いがあります。あんパンダイエットはおもしろいダイエット法とおもしろおかしくとらずにいてほしい。命をかけてこの方法を見つけ出したのだから笑われることはとても悲しくて切ないです。ぼくにとってダイエットすることは夢でした。この夢をかなえるためにあんパンダイエットという方法でもいいではないかと思っている。あんパンダイエット法以外にもたくさんのダイエット法があるが、この世の中におもしろくておかしいダイエット法なんてない。皆本気でダイエットしたいと思っている人たちです。ダイエットは痩せたい人にとって夢なのだから。

明日からでは成功しない

あなたの周りにこんな人はいませんか。もしかしたらあなた自身がそうかもしれないけれど、明日からダイエットするから今日は食べちゃおうという人。今日は思いっきり好きなものを食べて明日からダイエットはじめようという人。今日はひさびさに皆で集まったのだからたくさん食べよう、明日からダイエットを始めるからという人。ぼくの周りにはそういう人がいるし、自分自身も明日からダイエットするんだとよく言っていた。

ハッキリ言わせてもらうが、明日からダイエットするという人は痩せない。明日からというのは、自分に言い訳をして食べている。明日からダイエットをするするといって一体いつまで言い続けていつから始めようとしているのか。ダイエットは今からするものであって、明日からするものではない。それは誰だって自分に甘い。目の前においしいものがあれば食べたくなるし、友達といれば食事だってすることになるだろう。

でもそこを我慢して今ダイエット中だからあまり食べられないのよといって断ったり、サラダだけでもいい？　と話して食事すればいいだけなのに、自分に甘い人は今日だけはいいやとか明日からと言ってすぐに言い訳をする。私はダイエットしてますよと周りに言うことは悪いことではない。むしろ私は今ダイエットしているのよと家族や友達や恋人などに伝えて、ダイエットに協力してもらうほうが痩せるための近道だ。なのに明日からとか今日だけはとか、ダイエットを自ら放棄しているとぼくは思う。
ダイエットは明日からではなく、今から。
あなたは明日からと言い訳していませんか？
今日だけ食べちゃえと甘えていませんか？
もし言い訳して自分に対して甘くなっているのなら、ダイエットはうまくいきません。
ダイエットは小さな努力の積み重ね。

ダイエットに奇跡は起こらない

ぼくは自分が一三七キロまで太ってしまった時、健康的に辛かったり、生きることも辛かった。それはぼく自身が体験したからよくわかる。今まで生きてきて二十年以上ダイエットを続け悩み苦しんできた。

だからこそダイエットに関するカウンセリングやサークルを作って、ダイエットに苦しんでいる人たちを応援して、味方になり、そして過食症や鬱《うつ》病などで悩んで死にたいと思ってしまって悩んでいる人たちの味方になりたい。こういう信念をもってまだまだ未熟ではあるが、ダイエットレシピ、ダイエットエクササイズ等々を伝えてきた。これからもカウンセラーとして一人のダイエッターとして、心の病気やダイエットで悩んでいる人の味方でありたいと思う。

ダイエットは、奇跡を願っていつか痩せるなどと思っていても、決して痩せはしない。いつか痩せるだろうといろいろなダイエット法を次から次へと試して続かない人や、痩せてきれいになりたいのに、外見ではなく中味よと強がってダイエットをしない人、本当は太っていて自分に自信がなくて恋やおしゃれを楽しめない人、ダイエットがうまくいかずに痩せては太り、痩せては太りとリバウンドを続けてしまい、時間だけが過ぎてしまう人、いろんな人がいる。でも今は心の調子が最悪でも、雨の日も風の日も台風の日だって決してあきらめずにダイエットを続ける人は必ず成功するだろう。

奇跡が起きて痩せるなんていうことはあり得ない。まず痩せてきれいになりたいとか、おしゃれしたいとか、彼のために痩せたいとか、健康のために痩せたいとか、痩せることに対しての夢がある。その夢をかなえるためにダイエットをはじめる。時にはダイエットなんか止めてしまいたいと思いながらも、食べたいのに食べられないという苦しみに負けてしまい、過食してしまう。でもやっぱりきれいになりたいかわいくなりたいと思いダイエットを頑張ってみる。そういった試行錯誤しながらダイエットはしていくもの。

ダイエットは苦しみや悲しみの中からはじめて成功していくもの。言い訳ばかりしている人、自分に甘い人、他人の欠点ばかり指摘して、自分のことは棚にあげ、人の悪口ばかり言っているような人はダイエットはうまくいかない。そういった人は心の贅肉《ぜいにく》をとるべきだ。ダイエットに奇跡なんて起こらないのだから、なりたい自分、なりたい体重、なりたい未来になるためにダイエットしていこう。

……………

ダイエットに奇跡は起こらない。
待っていても何も起こらない。

本気で痩せたい人だけに伝えるダイエット法

ここでは、ぼくが今までどのようなダイエット法で痩せてきたのかを具体的にお伝えしたいと思います。

読む前からこんなことを言ったら君は不愉快になってしまうかもしれないが、ぼくの伝えるダイエット法は今まで実体験して見つけた方法なので、おもしろくも楽しくもありません。本気で痩せたいあなたのダイエットのお手伝いができればと思ってお伝えします。

1　駅のキヨスクには立ち寄らない

駅のキヨスクでついついお菓子を買ってしまうことがあるだろう。でも一度キヨスクで買ってしまうとクセになってしまい、ちょっとお腹がすくとチョコレートやおせんべいなどを買ってしまいがち。今のキヨスクはパンやゆで卵、簡単なお惣菜などいろいろな品が売られている。簡単に食物が手に入ってしまうキヨスクはダイエット中は利用しないことに限る。なぜなら簡単に体重が増えてしまうから。それではどんなに運動したり食事制限をしても台無しになってしまう。学校帰りや会社帰り遊んだあとに駅を利用するときに立ち寄ってしまいがちのキヨスク、旅行に行ったときでもついつい買ってしまう。できるだけお菓子などを買うことはやめよう。キヨスクで買っていいのはお茶だけ。お菓子はダメ。

2　コンビニよりスーパーを利用しよう

本気で痩せたいのなら帰り道にコンビニには立ち寄らないこと。ぼくがなかなか痩せなかった時、なぜ痩せないのかを考えたとき、帰り道にコンビニに寄り道をしてしまったからということがわかった。何も買わないと思って立ち寄っても実際に商品を目にすればついつい買ってしまうのである。新発売のチョコが売っていれば買いたくなってしまうし、今日だけはいいか、今日でお終りと思って買ってしまう。そういう今日だけの人は永遠に今日だけという時間が増えていくだけである。ダイエットには今日だけ食べていいということはない。コンビニに行って食材を買わないと決めたなら、今から買い食いはしないでほしい。コンビニに立ち寄っている限りは体重は落とせるはずはないのである。

コンビニは二十四時間営業していて本当に便利だ。だけれども便利な分気をつけなくてはいけないことがある。便利だからといって夜中にお弁当やらパンなどを買ったりしてしまったら、ダイエットの意味がない。ぼく自身一三七キロから五十三キロに痩せるダイエット中にはコンビニには行かないと決めていた。

では食材はどこで買うの？　それはいたって簡単。スーパーを利用しよう。スーパーで食材を買うことの良いところは、スーパーは夜中には営業していていないので、夜中の暴飲暴食を防げる。面倒くさくてもスーパーに行って買い物をしよう。夜中コンビニに行って暴飲暴食をしている限り、残念ながら痩せることはないでしょう。痩せるためにはルールが必要。スーパーは開店時間と閉店時間がある。コンビニは二十四時間営業している。それではダイエットはうまくいかない。本気で痩せたいのならスーパーに行って買い物をしよう。

3　ファーストフード店ならモスバーガーに行く

どうしてもハンバーガーが食べたくなったときには、マックやロッテリアではなくて、モスバーガーに行くといい。モスバーガーは野菜も新鮮だし、カロリーも低カロリーでなにより注文してから作ってくれる。注文してからゆっくりと食べる。それが一番大切なこと。頼んですぐ食べられるというのはよくない。これは太るもと。モスバーガーというのは、注文してから作ってくれるという、ダイエットには最適なファーストフード店だと思う。

ちなみに、ぼくはダイエット中に絶対に入らずに我慢したお店があります。ケンタッキーフライドチキン。ぼくはケンタッキーフライドチキンが何よりも好きだったのです。涙が出るほどほしかったけれども我慢して食べないようにしていました。鶏肉の皮が一番よくない。鶏肉の皮は顔もむくんでしまうしなによりも贅肉になりやすい。だからぼくはケンタッキーフライドチキンが何よりも好きなのだけど我慢しました。

4　冷たい飲み物よりも温かい飲み物を

冷たい飲み物というのは一気に飲めてしまう。その一気に飲めるのが気持いいし、暑い日に冷えた飲み物を飲んだり、お風呂あがりに冷たい物を飲むと気持がいいのだが、ダイエット中に冷たい飲み物を飲むというのは基本的にはよくない。

1　まず新陳代謝が落ちる。冷たい物を飲むと身体が冷えて汗も出にくくなる

2　余分に水分を摂取してしまう

3　冷たい物を飲むと何故かお腹が空いてしまう

どうしてかわからないが、ぼくの場合はお腹が空いてしまう。温かい飲み物を飲むと食事の量が増えることはないが、冷たい飲み物は何故かお腹が空いてしまうのである。よって冷たいものを飲むよりも温かい飲み物を飲んでほしい。

5　駅の立ち食いそば屋には行かない

どうしてもお腹がすいているときには、手軽で安くてすぐに食べられるものに手が出やすい。だけれども安くて早いというのはダイエットの敵である。ぼくはダイエット中、どんなにお腹が空いていても立ち食いそば屋には立ち寄らなかった。どんなにお腹が空いて倒れそうでも、時間がなくても、まずは座ってメニューをみてから注文できるお店に入るようにしていた。

注文してから数分で出てくる立ち食いそば屋は、一度入るとクセになってしまう。クセにはならなくてもお腹が空いたときにすぐに食べられるものといったら立ち食いそばというような考えをもってしまうと、どんなに痩せる努力をしても結果的に無意味になってしまう。ぼくは

朝お腹が空いて立ち食いそば屋で食べたいなと思ったときでも、ちゃんとメニューをみてから注文できるお店に入った。どんなに面倒くさくってもきちんとすわってメニューを見て、注文できるお店に入りましょう。立ち食いそば屋は安くて早くて手軽なので、一度利用してしまうとクセになってしまうので、ダイエット中は入らないように気をつけましょう。

6 食券のお店にも入らないようにしよう

食券を買って入るタイプのお店は、とにかく食券を出してから出てくるのが早い。早く出てくるのはたいへんありがたいのだが、ダイエット期間中はとても困る。食券は早くて安くて手軽を売りにしているお店なので、やはりクセになってしまう。せっかくダイエットで努力しても早く出てくるからと入ってしまうと、せっかくの努力も水の泡となってしまう。どんなに面倒くさくっても食券を買ってすぐに出てくるお店に入ることはダイエット期間中は我慢しよう。

7 運動したあとも食事を摂りすぎないように

ダイエット相談してくる人で、泳いだ分だけ運動した分だけいつもより余分に食べてしまうという人がいる。誰だってプールで泳いだあとや運動したあとはどうしてもおなかがすいてしまう。少しきびしい言い方かもしれないが、どんなに泳いで運動してもいつもよりたくさん食べてしまったらダイエットなんてできるわけがないし、痩せるわけがない。せっかく痩せるための努力をしているのだから、泳いだり、運動したりしてもいつもと同じ量だけ食べるように気をつけよう。

以上の七項目である。

ダイエット失敗談

減量中、一番辛かったのが腹八分でやめられないことだった。

たとえばラーメンを食べたときにラーメンのスープを飲んでしまいたくなって、実際にダイエット中にスープを飲んでしまったことがある。スープは太るとは頭ではわかっているけれども、どうしても飲みたくて我慢できない。特に寒い日には身体も温まるのでどうしても飲んでしまった。また、ご飯を一膳《ぜん》でやめようと思って、一膳でやめてもそのあとどうしてもチョコレートを食べたくなったりする。自分に言い聞かせるのではあるが、コンビニに立ち寄って食べてしまうこともあった。イライラするとチョコレートを食べるクセがついてしまっていた。

また、毎日多めに歩こうと思い、本来降りるはずの一駅前で降りることにした。一駅分歩いて帰ろうと思ってみてもなかなか一駅歩くということは続かず、三日坊主で終わってしまって、自分の意志の弱さにイライラした。それならばスポーツジムに通えばいいと思い通ったが、ジムに入ったということだけで満足をしてしまった。最初のうちは毎日通おうと思い頑張っていたが、そのうちに週二回行けばいいとなってしまい、結局スポーツジムも長続きはしなかった。

ちなみにぼくは、スポーツジムはあまりおすすめしない。スポーツジムは通わなくてはいけないというのがプレッシャーになり、ストレスとなり、過食してしまう原因になりかねない。

運動はできるときにやれるぶんだけする、ということがぼくのダイエットの鉄則になった。スポーツジムというところは痩せるためにあるのではなく、身体を鍛《きた》えるところ。それは筋肉をつけたりし、なりたい身体を得るところ。痩せたいためにスポーツジムに通っても、ぼくには効果が得られないということが分かった。

また、ダイエット中は料理番組や雑誌の中の美味しい記事は見ないように努力した。料理番組を見たりすると、頭の中が料理のことばかりになってしまい、たいへん苦しかった。寝ていてもその料理のことばかりが気になってしまって、結局頭の中がテレビ番組で見た料理でいっぱいになり、次から次へと料理が浮かび、食べたい食べたいと思う気持で、とてもダイエットどころではなくなってしまう。

それでも、ダイエット中だからと自分に言い聞かせた。

もう一つ、ダイエット中に分かったことは、ダイエットをするときに皆、早く痩せよう、すぐに痩せようと思う。ダイエットしている人は皆そう思うでしょう。だけど、早くすぐ痩せるダイエットは必ずリバウンドしてしまう。ダイエットで大切なのは、早くすぐにではなくてしっかりゆっくりと痩せることだ。たくさんの失敗もした。自分に甘かったこともあったけれども、ダイエットをして、今は本当に良かったと思う。

今、この本を読んで痩せたいと思っている人、ダイエット中の人、ダイエットをたくさん失敗しても、必ず続けることで「痩せる」ということを忘れないでください。ダイエットしていて、リバウンドしてしまってなかなか痩せられなくて食べてしまっても、あきらめないでダイエットをしていこう。

　ダイエットで一番大切なのは、ダイエットを続けること。それが一番大切なことである。

心の肥満を治そう

　ぼくは自分が一三七キロあり太っていた時、痩せている人にひがみ、ダイエットに成功した人を妬み、上手に生きている人をうらやましがり、今考えると身体は当然ながら太っていたが、心も肥満していたと思う。今でも身体の肥満より心の肥満だなと思う人がときどきいる。

　ぼくの言う心の肥満とは何かというと、自分以外の誰かから愛されることばかりをのぞみ、自分からは愛を与えない人のことだ。私を愛して、私を認めて、私はこんなに辛いの、私はこんなに苦しいの、私はこんなに我慢をしてる等々いつも思っていて、自分以外の誰かの悲しみや苦しみを少しも理解してあげられないのに、自分の欲するものだけ理解してもらおうと思っている人、要は自分の気持だけ欲求する人は心の肥満だと思う。

　心の肥満の人は、良い人を演じたりしていることもあるので、なかなかわかりにくいが、話しを聞いていたり態度を見ていると、「あれ～この人は心の肥満を解決しないと痩せないな」と思う。心の肥満、身体の肥満、この二つを治すことはまず自分以外の人の悲しみや苦しみをしっかりと理解してあげること。その上で、自分のなかにある孤独や悲しみの解決策を具体的に考え、実行できる人こそ心の肥満からも身体の肥満からも抜けだすことができる。

自分の苦しみ、悲しみ、孤独だけを他人にわかってもらおうと思っている心の肥満の人は、申し訳ないが体重は落とせない。心の肥満をしっかり治して、そして体重も落としていきましょう。


心って体型にあらわれるよ。

心が肥満だから、体重も減らない。

ダイエットを本気でしたいのなら、まず、心の肥満を解消しましょう。

ダイエットを成功させるには続けること。

ダイエットをどうしても成功させたいという人にとっておきの方法をお教えしよう。

それは「ダイエットを続けること」。


それしかない。方法も大事、運動も大事、食事制限も大事、でも一番大切なのはダイエットを続けること。

ダイエットは健康的にも自分のためにも、ダイエットしたいと思っている人すべての人が成功することを願っている。続けてほしいと強く思う。ダイエットは続けるからこそ食事制限や運動の効果が現れる。

ず〜っと一生懸命ダイエットをしていたら、疲れてしまう時もある、その時は休んでもいい。食事制限していたのに、食欲に負けてしまったとき、過食をしてしまってもいい。運動も一休みしてしまう日があってもいい。でもね、いつかダイエットをしようと決めた、痩せることに対しての夢を捨てないでください。ダイエットを一休みしてもいい、ゆっくりでいい、ダイエットがなかなかうまくいかなくても慌《あわ》てたりしないでね。負けてもいい、大丈夫だよ。心配ない、きっとうまくいく。

ダイエットに成功するために大切なこと、それはダイエットを続けること。

ダイエットを頑張る君のこと、ぼくはずっと見ているからね。

そして、大切なことは、我慢をしない

過食を止めたいのなら我慢しないこと。

我慢をしないということは、全てのことにおいてだ。

例えば、どうしても着てみたい洋服があったら着てみよう、どうしても電話したかったら電話してみよう。万が一夜中の場合は、相手の方に一言「ごめんなさい」と言ってから話し始める。食べたいなと思った物は食べる。今日は誰とも会いたくないなと思ったら会わないこと。とにかく我慢は禁物、してはいけない。

なぜ過食症中の「我慢」はいけないかというと、我慢をすると過食がひどくなってしまうからだ。ぼく自身がそうだったからよくわかる。ぼくは過食症の最中、「会いたくないなと思う友人に会ってしまった」「行きたくないなと思った仕事でも無理に行ってしまった」、そして最終的に過食症がひどくなり死にかけてしまった。

本当に我慢はすすめられない。我慢をしないためには、家族や友達に迷惑をかけないように、現在自分がおかれている状態を素直に話すということも大切だよ。マナーを守って、我慢をするのは止めよう。

もう一度あなたは「我慢をしない」ということを考えてください。
会いたくない友達に無理に会っていませんか?
誰かと話したいと思っているのに電話をかけずにいませんか?
あれ食べたいなと思っているのに太ると思って我慢してませんか?
仕事に行きたくないのに無理に仕事に行っていませんか?

……………………………………

我慢をすると過食症がひどくなっていくので、自分で治りたいのなら我慢をしないことが大切です。

家族や友達や恋人との距離をおく

過食症の最中淋しくてさみしくて仕方のないことがある。誰かと話したい、一人でいるのは辛いなどと思うあまり、無理をして人間関係を続けようとする。でも無理に人間関係を続ければ心に負担がかかる。負担がかかってしまえば過食がひどくなる。それは無理に人間関係を続けようと思う心からストレスが生まれ、それが過食症という病気の症状を悪くしてしまうのだ。

1　家族

身近にいるのに一番分かり合えない存在であると思う。

なぜ、家族同士で分かり合えないかというと近親憎悪が生まれてしまうからだ。近親憎悪とは、一番自分に近い存在であるのに、近いからこそ憎しみあい傷つけあってしまうということ。世の中に親を本当にきらいだなんていう子供もいなければ、子供が憎くってしかたがない親というのもどこにもいないはずだ。ただ、近すぎて家族の存在が当たり前になってしまい、家族の大切さに気づかないのだ。でも家族は本当に大切です。

過食症で今悩んでいるあなたにはこの言葉は届かないだろう。「家族って大切なの？」と思われてしまうかもしれないが、時がたてば少しずつわかってくるよ、家族の大切さ。

2　友達

友達にあうと過食症がひどくなるという人がいる。友達というのは一緒にいて楽しい、自分のことをわかってくれる、味方になってくれる、それが心の安らぎだ。しかし過食症の時は友達の存在が憎らしくなってしまう時がある。例えば、彼氏ができたとか、五キロ痩せただとか、そういった友達の幸せな話を聞くと過食症で悩んでいる多くの人は不愉快になってしまうと思う。どうして友達の幸せが許せないのだろう。どうして喜んであげられないのだろう。そう思う人もいればそこまで考えず、ただ単に不公平だ……と嘆き悲しむ人もいるだろう。過食中に友達の幸せを心から願えるということはとてもむずかしいことだ。

だからこそ少しの間友達との距離をおくことをすすめる。無理して友達と会って関係を続けるよりも、距離をおいて相手の幸せを喜べるようになってから、またおつきあいをすればいいと思う。なにより友達の幸せを願えないのに友達ということばを使うこと自体間違っていると思う。相手の幸せを受け入れらないのに相手の失敗や不幸は受け入れてしまうという悲しい過食症の心理。でもそんな考えで友達関係を続けるということは相手にとって失礼なことだし、自分自身をも苦しめてしまう。だから少しの間友達との距離をおこう。

3　最後に恋人

恋人がいる人はその関係を見直してほしい。恋人がいるということは安心感にはなるが、過食症を治すうえではお荷物だ。例えばその彼に「もう少し痩せたら」と言われたら、その一言で過食症の人は傷つき苦しみ無謀《むぼう》なダイエットをしてしまう。下剤の量を増やしてみたり、断食してみたり、水さえ飲むことを止めてしまったり……太りたくないという思いからの行動だ。

恋人がいる人は恋人のひとつひとつの言動が過食症をひどくしてしまうということを頭におくこと。いくら恋人がいるからといってもその人を心の支えにするということはとても危険だ。

百パーセント相手を信じるということはとても大切だが、百パーセント信じて、万が一裏切られた場合、その苦しみ、悲しみ、裏切られた絶望感の全てが自分に戻ってくることを忘れてはいけない。

一人ぼっちは寂しい。でも過食症を治したいのなら、まずは一人になって周りを見渡すことが大切だ。家族や友達、恋人、自分はどのようなことがしてあげられるのだろう……それを考えることが大切だ。

……………………

まずは人間関係をリセットして、しばらく距離をおいて、過食症という心の病が治ってから、人間関係を再開させていけばいい。そしてあなたのことを本当に大切に思っているのなら、家族も友達も恋人もあなたを待っていてくれるはず。

あなたは無理して人間関係を続けていませんか？

無理な作り笑いをしていると過食症がひどくなってしまうから、しばらくの間距離をおいてみて。

過食したいときはしっかり過食をする

矛盾《むじゅん》しているように思えるかもしれませんが、過食をしたいときはどうぞしっかり過食しましょう。

我慢をすると食欲が止まらなくなり、食べたいというブレーキがかからなくなります。ラーメンを一杯ではなく二杯食べたいなと思ったら堂々と二杯食べましょう。コンビニの菓子パンやポテトチップス等々のお菓子を食べたいだけ食べましょう。アイスクリームが三つ食べたいと思ったら三つ食べましょう。ご飯が三杯食べたいと思ったら三杯食べましょう。過食をしたいのに食べたらいけないと我慢をすると、過食はひどくなる一方だ。

……………………

〈過食をしたいというのは、あなた自身の心の傷が痛んでいるから、過食という行為で傷の痛みを和らげようとしようとしている〉と考えてほしい。

その心の傷というのは、家族のことだったり、幼いころいじめにあったことだったり、人それぞれだが、心の傷が痛むことによって過食という症状が出ていることを忘れてはいけない。過食したいときはしっかり過食をする。そしてまたダイエットにはげもう。

それはあなた自身の心の傷の痛みを和らげる行為なのだ。

セックスをしない

過食症の時、どうしても淋しくて誰かと触れ合いたくて、好きでもない相手とセックスしてしまうことがある。

セックスとは、相手を愛し好きだからの行為であって、好きでもない相手とセックスをするということは間違っているとぼくは思う。

ただ、セックスの魅力的なところは、短時間の間でも満たされているという錯覚におそわれることだ。肌と肌が触れ合えば一時的に淋しさをまぎらわすことができる。しかしセックスという行為が終わってしまえば、そこで愛されることも終わってしまう。本当に好きな人とのセックスならば、終わったあとも愛を感じることができる。

淋しいから、誰でもいいからセックスしようというのは間違った解釈であるから、好きな人でもない人とのセックス行為はさけていただきたい。好きが愛にすすんで、そしてセックスをして愛を深めるのが正しいセックス行為である。

過食症を治したいなら、セックスをしないことが安全だ。好きな相手とでもセックスをして破局を迎えてしまったら、そこにセックスをされてしまったという被害者意識が残る。ならばセックスをしなければ過食症に影響を及ぼすことはない。過食症を治してそれから本当に大切な相手とセックスをするというほうがすばらしいとぼくは思う。

あなたは好きでもない相手とセックスをしていませんか？

過食症を治したいのならしばらくの間セックスをしないことをすすめます。

体重をしっかりコントロールする

ぼくら人間は生き物だ。だからこそ体重も一日一日変化する。たくさん食べた次の日は顔が浮腫《むく》むし、体重だって増える。食事の量を減らした次の日は体重も少ないし、浮腫みも少ない。過食症の時は自分の体重について神経質になる。五百グラムでも太ってしまったらブルーになるし、百グラムでも痩せれば嬉しくなる。それが過食症の症状の一つでもある。ちょっとの体重の変化が気になるという症状だ。体重だけに執着していくことはとても辛いことだが、過食症の人はそれがわかっていても気になってしまう、というのが症状の特徴だ。だからこそ体重をしっかりコントロールできることが大切だと思う。

例えばぼくは一三七キロのとき五十三キロになりたいと思った。そして五十三キロになったら、五十四キロ、五十五キロになることが許せなかった。わずか一キロ二キロが許せないのだ。五十四、五キロでも誰も気にしないが、僕自身がとても気になって仕方がないのだ。だからぼくは五十三キロでいたいと思うから今でもずっと五十三キロを努力してキープしている。五百グラム増えて五三・五キロになってしまうと不安になってしまう、そして五十三キロちょうどに戻るとなにより安心して幸せな気持になれる。

ぼくはカウンセリングを受けにきてくださる過食症で苦しんでいる人に、「あなたは何キロになりたいですか?」と必ず質問するようにしている。そして一人一人のなりたい体重を聞いて、その体重になることを努力することと、コントロールできるようになってもらうようカウンセリングを進めていく。体重をしっかりコントロールできると過食を抑えてくれるようになる。少しずつで良いから、自分のなりたい体重をコントロールできるようになるように心がけてほしい。

過食症の女性はゲイの友達を作ろう

過食症を治すうえで、ぼくが過食症の女性におすすめしている方法がある。

それはゲイの友達を作ろう、ということだ。

ゲイというとテレビを見ればオカマ口調のタレントさんが増えただけでなく、ヘアメイクや美容師さんにもたくさんいらっしゃる。ぼくの回りにもゲイの人はたくさんいる。ぼく自身はゲイではないが、ぼくは同性愛者を批判したり偏見の目でみることはまったくない。

それよりもゲイの人たちは美的センスにあふれ、ファッションを磨いている人が多いので、参考にさせていただいている。女性同士だとどうしても比べあってしまう。どっちが美人か、どっちが痩せているか、彼氏がいるいない、とかどんなことにおいても比べてしまう。一見は仲がいい女同士の友達でも心の中では嫌いあっていることが多い。

ちなみにカウンセリングにくる女性にお友達のことが好きですかとたずねると、たいていの人は好きだけれども憎らしいと答える。憎らしいということばには、妬《ねた》みやひがみ、女性だからこそ相手と比べてしまうという感情が含まれてしまう。悪いが、そのような人間関係では本当の友人関係とは言えない。でも比べるな、ひがむな、妬むなといってもそれをしてしまうのが人間である。特に女性同士はお互い実は嫌いだということが多いので見当がつかない。まさか相手の友達に実はわたしのこと嫌いでしょうとは聞けないでしょう。わたしのこと嫌い？と聞かれて、嫌いと答える人はまずいないでしょう。

そこでぼくがおすすめしているのは、ゲイの友達をつくるということだ。実際にぼくのカウンセリングをしている過食症の患者さんで、ゲイの友達を作ったら過食症が治ったという人もいる。ゲイの友達を作るとなぜ過食が良くなるかというと、ゲイの人とは比べあったりする戦いがないからだ。具体的にいうならばゲイの人は心は女であっても身体は男。女性の気持がけっこうよくわかる。自分が女性にはなれないことはよく知っているからこそ、女性の気持になろうとして勉強しているために、普通の女性よりも女心がよくわかっている。例えばニューハーフの人は女の人よりも女性らしいしぐさや立ち居振る舞いのできる人が多い。それは本物の女性にはなれないということがわかっているからこそ、作法を習って努力をする。

男の姿でありながら男の人が好きだからこそ、自分がどうしたら魅力的になるか、どうしたら愛されるかということを日々研究している。だからこそ心が女性のゲイの人は女性の気持を理解してくれるし女心がわかる。ノーマルな男性には女性の心のすべてを理解することはやはり不可能だけれど、彼らは女心を理解することができる。だからこそあなたの気持もわかってくれるはずだ。

そしてもうひとつここが一番大切なことなのだが、ゲイの人とお友達になった場合に、ゲイの人は女性が性的対象ではないので、恋愛的な感情が全くからまない。男友達の場合、男と女という感じになってしまうことがある。でもゲイの人と普通の女性が友達になっても恋愛関係になることはまったくない。なぜならゲイの人は恋愛対象が同性であって異性ではないからだ。恋愛感情がからまない分本当にいいお友達になってくれる。しかも女性同士の友達のように妬んだりひがんだりはしない。自分という個性をしっかりもって生きている人が多いからだ。自分をしっかりもっていなければゲイとカムアウトして生きていくことは不可能だからだ。

どうかゲイの友達を作ってみてほしい。ネットでゲイの人のサークルに参加するのもいいし、ゲイバーに飲みに行くのもいいだろう。ぼくがカウンセリングの時にゲイの友達を作ってみたほうがいいと言うと笑う人がいるが、真面目にゲイの友達をつくったほうがいいと思っているんだよ。無理して我慢して女同士友達でいるよりも、過食症の女の子はゲイの友達と恋愛のからまない人と友情を育てていったほうがいいと、ぼくは思う。

もしこの本を読んでくれている過食症の女性で本当の友情を手に入れたい人は、ぜひ、ゲイのお友達を作ってみてください。

step
6

さかもと聖朋が答える悩み相談

ぼくはいままで一人のダイエットで悩んでいた人間として、過食症経験者として、カウンセリングでたくさんの人の悩みを聞いてきた。そして、みんな毎日を笑顔で過ごしているけれど、実はもがき苦しみ悩みながら生きている人がとても多いということを、カウンセラーとして人の悩みを聞いていく仕事に就いて実感した。

あなたのとなりにいるいつも元気な人にも悩みごとがある。あなたの家族にも悩みを抱えている人がいる。あなた自身ももがき苦しむような悩みを抱え苦しんでいる。身体の怪我は痛いが、心の怪我はもっと痛い。身体の怪我なら治療すれば治るけれど、心の傷や怪我はなかなか治らない。見えない分、形がない分、心の怪我や傷は自分自身でおこさないように生きていくしかない。

この章ではいままでカウンセラーとして一番多かった相談に答えていきたいと思う。皆の悩みや苦しみが少しでも良くなるように、悩みが解決するように、ひとつひとつの悩みに本気で答えていきたいと思う。

一人で悩まないで、その悩みを半分こしようね。

大丈夫、悩みはきっと解決するよ。

それには少しの勇気が必要だけれども、君が毎日笑顔で暮らせるようになったら嬉しいです。

問1　過食症を少しでも治す方法は

過食症を少しでも治したいのなら、まずは過食したいときには思いっきり過食をすること。食べたいと思ったものを食べ、飲みたいと思ったものを飲んでほしい。食べたいと思っているもの、飲みたいと思っているものを我慢すると、過食症はどんどん悪くなっていきます。

この病気の一番いけないのは、我慢するということ。もし牛丼が食べたいと思ったら食べればいい、菓子パンが食べたいと思ったら食べたらいい。太るのが怖いからといって我慢すると過食の量はどんどん増えていってしまう。だからまずは食べなさい、後悔なく食べなさい。

過食症は食べるのを我慢しなければいけないとか食事の量を少しでも減らさなければいけないと思っている人がたくさんいるが、それは大きな間違いです。

過食症は身体が食べ物をほしがっているのではありません。心の傷や淋しさの孤独が食べ物を大量にほしがっているのです。心が大量に食事を望んでいるのなら、思いっきり食べなさい。「もういらないや」と思うくらい食べてもいい。過食は量を減らせば治るのではなくて、減らせばどんどんひどくなっていきます。

また、人間関係をリセットすること。家族や友達、恋人といった身の回りの人から一旦離れる。そして一人になり自由になること。誰の顔色をも気にせず、自分を演じなくてもすむように、まずは一人になること。過食症を少しでも治したいのならまずこの二つを実行してください。

過食したくなったらしっかり過食し、人間関係をリセットして一人になって自由になること。この二つを試してみてください。

問2　デブだと恋人はできませんか

デブだと恋人は作りにくい。ぼくが一三七キロからダイエットをしようと思った理由の一つに、恋人ができないから痩せたいというのがあった。今の時代は日本でデブだと恋人はとてもできにくい。なぜなら今の日本の人たちは第一印象を大切にします。第一印象で一番大切にされるのは、顔。顔がいいと第一印象で受け入れやすいし、出会いの幅も広がる。でも太っているとそうはいかない。これは間違った考えなのだが、デブというのは第一印象でデブでブサイクという印象を相手に与えてしまう。

思い出してみると、ぼく自身もデブでブサイクそしてばけものと言われていたときがありました。回りの友達や家族は太っていても健康的でいいじゃないかと言ったけれども、現実は違った。デブなぼくに初対面の人や回りの異性はとても冷たかった。「あんなさかもとみたいなデブでブサイクとはつきあえないよね」と言われてた。だからぼくはダイエットして一三七キロから五十三キロに痩せた。なぜならデブというだけで恋するチャンスは減るし、とても生きにくかったからです。

悲しい現実だけれども太った人は恋人は作りにくいと思う。良い友達というつながりはできるが、恋人まで発展することはとてもむずかしい。きれいごとで人間は中身という考え方があるけれども、現実の社会は人の中身まで見る深い関わりがないし、一度や二度会っただけで人の性格や中身などはわからない。そうなると第一印象ということになる。きれいごと一切なしで言うと、デブは恋人はできないとは言わないができにくいと思います。

問3　人から愛される方法は

人から愛される方法はあなたが相手のことを愛すること。それしか方法はありません。恋人や家族から一方的に愛されることを望む人がとても多い。愛を頂戴《ちょうだい》、愛がほしいと。それでは本当に愛されることはない。

……………

本当の愛って何？＝それは相手を許すこと

失敗したり、間違ったことをしてしまったときでも許してあげること、それこそが本当の愛。でも許すということはすごくむずかしい。

では具体的に人から愛されるにはどうすればいいかというと、まずは自分がしてほしいことを相手にしてあげる。相手に何かあったとき、一分でもいいから時間を割いてそばにいてあげる。そして相手の幸せを妬《ねた》んだりひがんだりせずに本気で望む。妬む感情、ひがむ感情をなくすということはむずかしいことだけど、そこは頑張る。

あなたが人から愛されたいのなら、家族や友達や恋人たちにしてほしいことをしてあげなさい。そしてもしも回りの人たちが間違ったことをしても、失敗しても責めずに許しなさい。そして最低限の常識を守ること。時間に遅れない、うそをつかない、約束を守る、この三つの最低限のことを守りながら、今言ったことを実行していきなさい。

人間は最終的には愛が人を苦しめ愛が人を救うとぼくは思っている。愛されたいから、嫌われたくないから、自分自身にうそをついてやりたくもないことをしたり、我慢しなくてもいいことを我慢してしまったりしてしまう。挙げ句の果て自分自身が一番苦しむ。でも最終的にやはり人を救うのは愛。本物の愛を知らないまま、一生を終えて死んでいく人がほとんど。本当に愛されるということは奇跡に近いくらいむずかしいことだということを忘れないでください。

愛は眼に見えないけれど、心を満たしてくれるもの。あなたが本当に人を愛し愛されることを信じています。

問4　生きている意味って何

生きることに意味なんてありません。成功するということだけを考えれば、良い大学を出る、一流企業に就職する、有名になるなど、生きている意味はそういうことと考える人がたくさんいる。でも生きている意味なんて本当はないんです。

生きている意味は日常を一生懸命生きていれば、それが生きている意味になる。皆生きている意味はすごい人になることや成功することと考える人が多いけれども、いくらすごい人になっても、成功しても、人は幸せになんかなれない。幸せ＝偉い人・成功ではない。

本当の幸せというのは自分が死ぬ直前に、生きてて楽しかったなぁと思えたら、それが幸せだと思う。死ぬ前に我慢ばかりの人生だったなぁと思って死ぬよりも、生きてて良かったなと思えたらこれほど幸せなことはない。

生きている意味なんてないが、生まれてきたことに意味がある。命のあり方というのは人それぞれすべて違う。みんなそれぞれ命には個性がある。泣き虫な人もいれば怒りんぼな人もいる。命とは魂のことだ。みんなそれぞれ違う魂だからこそ助け合い、分かち合い、ときには争い合ったり、騙《だま》したり、傷つけたりしてしまう。でもそのひとつひとつの魂には意味がある。それは生まれてきたという意味だ。

生まれてきたこと自体に意味があるのだから、成功すること、有名になること、お金持ちになること等々に眼をむけずに、あなたが今過ごしている日常そのものが大切であるということをわかってほしい。

問5　友達はたくさんいたほうがいいの

友達はたくさんいれば良いというものではありません。友達は量ではなく質です。あなたの幸せを心から願い、あなたが困ったとき、苦しい時に支えてくれる、そしてあなた自身も友達が悩んだり苦しんでいるときに支えてあげたいと思える人が本当の友達です。

居酒屋に行って馬鹿話をして楽しくてもそれは友達ではない、それは知り合いです。知り合いと友達の区別がつかない人がとても多い。メールでやりとりしているから友達だとか職場が一緒だから友達だとか、そういうのは友達でもなんでもない。

友達はたくさんほしいと思っているかもしれないけれど、たくさん作るのではなくて、一人だけでもいいから大切な友達を作りなさい。メールだけで私たち親友だよね、なんてあり得ない。会うたびに自分の話ししかしない人なんて友達ではない。会うたびに恋人の話しをするばかりが友達ではない。悩みや苦しみを打ち明けあって、一緒に頑張って生きていこうと思える人たちのことを友達という。

ちなみにぼくは友達ではなくて仲間という言い方をしている。人間同士がどうしたら一番仲良くなれるかというと、ぼくは共感だと思っている。例えば過食症で苦しんだ人は過食症の人の苦しみがわかる。家族のことで悩んだ人は家族のことで悩んでいる人の痛みや苦しみがわかる。職場のことで悩んだ人は職場のことで悩んでいる人の痛みや苦しみがわかる。そういった相手の悩みを自ら経験して共感できれば素敵な友情が生まれてくる。その友情は友達ではなくて仲間というとても良い関係になる。

ぼくは友達はいないが仲間はたくさんいる。メールをするだけの関係やいくら知り合いが多くても、居酒屋で飲むだけの関係の知り合いがいたとしても、ぼくは少しも心が満たされなかったから、上辺だけの関係は一切断った。その代わり自分が相手のことを理解できて本当に仲良くしたいなと思う人には積極的に話しかけたり、アプローチして会ったりして、今では素敵な仲間がたくさんできた。

友達はたくさんいる必要は全くありません。あなたのことを大切と思ってくれる人、そしてあなた自身が相手を大切と思える仲間が一人でもいればそれで充分。あなたが悩み苦しんでいる時に黙ってとなりにいてくれる、そんな素敵な友達や仲間が一人でもいてくれたら幸せなことなんですよ。

問6　悩みで何もやる気がおこらない

　何もやる気がおこらないときは、無理に動く必要はまったくありません。無理に用事をつくったり、出かけたりして動いてしまうと鬱《うつ》病になったり、ひきこもりになったりしてしまいます。

　何もやる気がおこらないときには、家でテレビを見たり、寝ころがってゆっくりと身体と心を休めてください。何もやる気がおこらなくなるのは心にストレスがたまっているから。それは暑いから動けないとか、面倒くさいから動かないということとは別で、何もしたくない、もう生きているのが疲れたという感情なのです。どうでもいいやと思って生きることは良くないことですが、何もやる気がおこらないのは心の悲鳴でもあるので、ゆっくり休養してください。

　ぼくは何もやる気がおこらないときには、家で温かいお茶を飲みながらボーッとして過ごします。無理にやる気を出すのではなくて、自然にやる気が出てくるのを待ちます。無理に出かけたりして友達とあったりすることは良くありません。やる気が出てくるのをじっくりと待ちましょう。自然にやる気がおきたときに動き出せばいいのです。

問7　モテない私はどうすればいいのでしょう

人間は皆誰からも好かれたいと思っています。好かれる人がモテるとは限らないし、モテているから皆から好かれているということでもない。たくさんの人からモテるよりも自分の好きな人からモテるほうがよほど大切だと思う。異性にモテることは確かに嬉しいし、自分のことを好いていてくれるということはとても嬉しいことだと思う。でもたくさんの人にモテたとしても自分の好きな人からモテなければ意味がないということを理解してください。ただモテたいだけではモテることはないでしょう。モテたいなら努力をしっかりとすること。

その一番かんたんな方法は美人になること、きれいになること、かわいくなることです。男性は第一印象は顔で選ぶ生き物だから、ルックス端麗《たんれい》になれば必ずモテます。果してその中に本気であなたのことを愛してくれる人がいるかどうかは別として。そして美人になって、きれいになって、かわいいというルックスで近づいてくる男性はろくな人がいないということをわかっていたほうがいい。ルックスだけでモテた人はルックスを努力しなければいけない。なぜならば美人なあなたに近寄ってきたのだから、あなたが太ってしまったりしたら相手は離れていくでしょう。

逆にルックスではなくて気配りができたりおしゃべりが楽しかったり優しかったりの性格でモテている人はルックスが多少変化してもモテ続けるでしょう。でも中身を見てもらうのは時間がかかるので、すぐに告白などされるのではないのでその点はわかってください。

十代二十代の女性は若いというだけでチヤホヤされモテる。男性は若い女性に弱い。三十代、四十代、五十代になっていくにつれ若さがなくなり、きれいな人でもシミができ、シワができ、体型が崩れてきてしまう。三十過ぎてからモテるというのは、色気と気配りだと思う。洋服にゴミがついていたらサッととったり温かいお茶を出してくれたりと、さりげない行動をする女性を男性はほうってはおかない、黙っていても寄ってくる。髪の毛のお手入れ、きれいな言葉づかい、女性ならではの優しさ、色気というのは、胸元を強調したりなどという見栄の色気ではなく、女性本来の色気をもった女性がモテる。

女性は若い時だけチヤホヤされるという人がいるが、本当にチヤホヤされる人というのは年齢は関係ない。本当にモテる女性というのは、モテるのではなく愛されるのだと思う。あなたが本当にモテたいのなら、まずは自分の心が美人になること、きれいになること、かわいくなることの努力をして、その上で髪の毛、爪、立ち居振る舞いなど自分を磨く努力を怠《おこた》らないこと。そしてたくさんの男性からだけ愛されるのではなくたくさんの女性からも愛される女性になってください。

問8　もう死んでしまいたい

人間誰もが一度は死にたいと思ったことがあるだろう。実際に自殺で亡くなる人は年間三万人以上いる。日本は自殺者がとても多い。もし今死にたいと思っているのなら、どうして死にたいのか、何がいやなのか、何が苦しいのか、理由を明確にしてほしい。ぼくは過去に十七回の自殺未遂をしている。電車のホームに飛び下りたり、マンションの十二階から飛び下りたりと、今生きているのが不思議なくらいだ。

でもひとつ言えることは、自殺する勇気があるのなら生きていける。実は自殺することのほうが生きることよりもよっぽど勇気がいるということに気づいてください。きれいごとで、自殺してはいけないと言う気はありません。ただ自殺する勇気があるのなら生きていってください。ぼくはそう思います。そしてもうひとつ、死んだあとにもう一度やりなおしたいと思っても二度とやり直しできないということ。自殺ならやめようと思えばやめられるが、死んでしまったらやりなおしはできない。残された人の喪失感にも思いを致そう。

人には限られた寿命がある。命には終わりがある。だからこそ急いで死ぬことはまったくないということに気づいてほしい。

涙が止まらない夜も、生きることに疲れてしまい望みがもてない夜も、淋しくて仕方のない夜も、孤独で仕方ない夜も、あなたにはたったひとつ確かなものがある。今生きているということ。

頑張らなくていい、すごい人にならなくていい、お金持ちにならなくていい、ただ生きていけばいい。生きればいい。人間はどんな人になるかより自分の命が終わるまで

……………

の最後の一秒までをしっかりと生きていくということ、それが大切です。

どうか自殺しないで。ゆっくりでいいから、また歩き出してみようよ。遠慮なんかしないで幸せになろう。

step 7

一歩ずつ夢に向かって前進しよう

他人に期待をしてしまうあなたへ

生きていれば誰かが何かをしてくれる。あの人ならば私の苦しみをわかってくれるなどと他人に期待をして、自分を助けてくれるかもしれないという期待感を持つときもあると思う。でも実際のところ、皆生活は自分のことで精一杯。現実の生活は時間に追われる日々だ。

子供の頃の夢見た生活と成人してからの現実。子供のころはスチュワーデスになりたい、野球選手になりたいなどなどの夢がたくさんあったはずだけれども、大人になるにつれて夢は夢で、自分の思うようには生きられないということがわかってくる。生きるというのは現実そのもの、それを忘れてはいけない。

ぼくも夢がたくさんある。だけれどもまずは現実的な生活を維持していかなければと思う。もしぼくが憧《あこが》れだけで生きていくとすれば、他人に期待をしてしまうと思う。期待をしてしまうということは他人に責任転嫁をすること。それはもし他人が自分の思うようなことをしてくれなかったり、期待を裏切るようなことをしたならば、「どうせあの人は……」と相手を責める気持になってしまうからだ。

他人に期待をするよりはまずは自分に期待をしよう。

自分は決して裏切らないから。

自分に期待を持つということは自分自身を磨《みが》くということで、とても良いことだと思う。

他人に期待してしまうことばかり考えているあなたへ、たった一人の自分に期待を持ってね。

言いたいことはしっかり言う

他人に良く思われることばかり考えて、自分の言いたいことを言えない人がいる。ぼくはそういった人を見かけると、どうして自分の意見をしっかりと言わないのと思ってしまう。

人の顔色ばかり気にして言いたいことも言えずに生きていく。それではストレスがたまって過食症になってしまうのも当たり前だ。

意見を言うことは恥ずかしいことでもいけないことでもない。ただ意見を言わないということは楽なことだと思う。意見を言わなければ、考える必要もなければ人に嫌がれることもないからである。ただ意見を言わないのは楽かもしれないが、何も残らないし、伝わらない。意見をしっかりと言って、もし、相手に嫌われたとしてもそれはそれで仕方のないこと。世の中にはたくさんの人がいるのだから、意見が違っても仕方のないことなのだから。でもだからといって意見を言わずに流されて生きていくというのは、他人まかせで自分をあきらめていると思う。

相手に嫌われたくないからと、自分の意見を言わないという生き方はやめてほしい。それよりも自分の意見をしっかり言うよう心がけてほしい。意見を言わないことは、他人からは嫌われなくても何も残らないということを憶えておいてほしい。

恨むことを諦める

過食症で苦しんでいる人は、たいていの人が誰かに恨みをもっている。それが親だったり兄弟だったり友達だったりすることもあれば、自分で自分のことを恨んでいる人もある。

もし、恨む相手が家族や兄弟や友達だったり、身近な人の場合は、どうして恨んでいるのかということを明確にするべきだ。自分が言われていやだったことば、自分がしてほしかったのにしてもらえなかったこと、肉体的暴力、ことばの暴力を受けて恨んでいること、皆それぞれだと思う。どうしてほしいのか、謝ってほしいのか、縁を切りたいのか、そして現実的に謝ってほしいのなら、手紙などの言葉で伝えることが必要だ。

もしも相手のことを恨んでしかたのないことなら、縁を切るのも一つの方法だ。

自分自身を恨んでいる人は、例えば自分は痩せていたいとか、かわいい顔で生まれてきたかったとか、本当は淋しいのに淋しくないふりをしたり、自分自身に対しての恨みがある。自分に対しての恨みをしっかり知ることが大切だ。恨みが解決できるのか、できないものなのかを考える。もし、解決できる方法があるならばどんなに時間がかかっても解決できる方法を選んでほしい。もし、解決できない恨みであれば、そのときは恨むことをあきらめることだ。

恨むということはものすごく精神的負担がかかる。恨むという行為が過食をひどくしていることがある。恨んでいるという意識が本人にはなくても、身近な人や自分自身をものすごく恨んでいるという人は非常に多い。恨むということには未来はない。過去ばかりがふえるだけだ。だけれどもぼくら人間は未来に向かって生きている。未来に行くうえで恨みがあるということはとても苦しいことだ。

わかるよ、そんなに簡単に恨む気持が消えないことは。

でも、恨みに縛《しば》られないでほしい。たった一度の人生をあなたは恨みを持ったまま生きていくのですか？

どうか恨む気持をあきらめてほしい。

あきらめ方は、恨んでいる相手を許すということです。しかし許すということはものすごくむずかしい。でも、周りの人や自分自身を許していかないと過食症は治らないし、心にある怒りと孤独は消えていかない。恨むことをあきらめましょう。

それは過食症を治すこと、生きていく上でも大切なことだ。

悩みが人の心を殺すことがある

ぼくが今まで悩みを聞きながらカウンセリングをしてきて思うことは、悩みは人の心を殺すということがあるということだ。命が縮めばそれで終わるが、心が死んでしまうと、身体は生きているわけだから心が死んだまま生きていかなければならない。もちろん死ぬことだって怖い。死んでしまったらどこへ行くのだろうと、誰もが死後の世界を考えることがあるはずだ。けれど心が死んでしまったまま生きていると、何もやる気はおこらないし、何をしても感動はしないし、嬉しいことがあっても嬉しいとは感じない。心が死ぬということは楽しいことや嬉しいこと、感動する気持や感謝する気持がなくなるということだ。楽しいこともなく嬉しいこともなく、ただ時間だけがすぎていくということは怖いことだ。

心が死ぬともう一つ恐ろしいことがある。心が死んだ人間は幸せな気持や感謝の気持はなくなるが、恨み、妬《ねた》み、絶望的な気持が心を支配する。そして心が完全に死ぬと人は人殺しをする。人殺しをしてしまう人というのはことばや裏切りによって心が死んでしまい、けれど自分は怖くて自殺できない人が他人を殺す。心が死んでしまうと殺人犯になるきっかけになってしまう。心を殺す方法は傷つくことばや苦しめることばを言ったりすることで、例えばハゲの人に「ハゲ」と言っただけで心を殺すことは可能だ。頭のハゲを気にする人だったら、その一言で死んでしまう人だっている。これは大げさな話ではないのだ。

もうひとつ、悩み事が人の心を殺すこともある、ということを忘れてはいけない。一人で悩みごとを抱えて苦しみながら生きていれば悩みが深ければ深いほど、心が死んでしまうことが多いだろう。身体だったらもしかして手術をしたり薬で治るかもしれないが、心の怪我や傷は簡単には治らない。心がどんどん何も感じなくなっていき、明日へ生きる気力はなくなり心は死んでいく。

もし、この本を読んでいてくれているあなたが悩みごとを抱えているのなら、どうか一人で悩まずに、家族や友達や身の回りの人に打ち明けてほしい。ぼくにでもいいから悩みを打ち明けてひとつひとつ解決していってほしい。

生きるということは上手《うま》くいかないことだらけ、悩みごとだらけで時々生きていくことに疲れてしまうことがある。まずはどうして自分は悩んでいるのかを理由を明確にして、悩み事を解決していってほしい。人間は生きている限り悩みごとがなくなることはないかもしれないが、悩みごとで心が死んでしまう前にひとつひとつ解決していってください。人間は命が終わって死んでしまう。生きていても心が死んでしまったら終わりです。

人は人、自分と比べない

過食症で苦しんでいる人は、他人と自分を比べてしまう。例えば、あの子の方が痩せている、あの子の家族は優しい、あの子の彼は優しい、あの子はもてる……過食症の人はこうやって他人と自分を比べてしまう。

ぼく自身も過食症の時、他人と自分を比べて本当に苦しんだ。どうして自分は、どうしてあの子だけが……そんなことばかり考えていた。いかに人は人、自分は自分と思っていても、そんなにすぐには割り切れなかった。

ぼくは人間平等というのはあり得ないと思う。生まれてくる家、財産、顔、経済的地位というのはすべて違うので平等というのはあり得ない。だからこそこの本の中で何度も言っているが、見た目の良い人は得をするし、見た目の悪い人は損をすることがある。同じように生きていくうえでも、様々な出会いがある。それは当たり前だと思っている。ちょっぴり切ないけれどもこれが現実だ。

でも忘れないでほしいのは、どんなに相手が幸せそうに見えて、自分はどうして……というように比べてしまったとしても、努力という素敵な魔法があることだ。ぼくは人間が使える唯一の魔法だと思っている。努力をしてほしいものを買う、努力してやりたい仕事をする、努力をしてなりたい自分になる。努力というのは未来を変えてくれる、素敵な魔法なのだ。だからこそ努力をしなければブクブク太っていくし、ほしい物だって手にはいらないし、過食だって良くならない。でも努力をすればきっとほしい未来が手に入るはずだ。

人は人、自分は自分。比較しないのはむずかしいが、どうか努力を止めずに生きていってほしいと思う。

人と比べても何も変わらないよ。

比べて妬んでひがむよりも自分が幸せになる努力をするほうがよほど近道だ、ということを忘れないで。

とびきりの笑顔でいてほしい

過食症のとき、笑えないよね。

ぼくにもその気持は充分わかるよ。だからこそ、過食症で苦しいからとびきりの笑顔でいてほしいとぼくは思う。なぜ、とびきりの笑顔でいてほしいかというと、人間は皆笑顔が好きだから。そして過食症で苦しんでいるあなたに、とびきりの笑顔を忘れないでいてほしいから。

ぼくはちょっと苦しいことがあると、鏡の前でとびきりの笑顔を、無理してでも作るようにしている。笑顔をつくっても過食症なんか治らないと言われると思うが、人間は笑顔を忘れてしまったら、過食症で苦しむより、もっと苦しむことになるのだ。過食症で苦しんでいるあなた、どうか笑い方を忘れないでくださいね。

他人がうらやむような笑顔を、忘れないでいてね。

本当にほしいものだけを手にしていこう

ぼくは過食症のとき、「三つほしい」と思ったものがある。

ひとつが過食症を治す

ふたつめは痩せる

みっつめはカウンセラーになる

ということ。この三つだけは本当にほしいと思った。でも、実際は他にもほしいものはあった。恋人だとか車だとかスノーボード道具一式とか、あげたらきりがないくらいたくさんのほしいものがあった。が、本当にほしいものと考えたとき、今あげた三つが残った。

あれもほしい、これもほしいと思うより、本当にほしいものだけを手にしていく。それは決して我慢をするのではなく、謙虚になる必要もなく、本当にほしいものだけを手にしていく。それは生きていく上で生き易くなることになると思う。

本当にほしいものだけを手にいれていくという生き方はとても生き易くしてくれる。なぜならほしいものがもうわかっているからだ。ほしいものがわからずにただ生きていくというのは、終わりのないマラソンのように、永遠に何がほしいのかわからない。あれもこれも、でも違う、見つけては違うと、永遠にほしいものがわからない。本当にほしいものがあればゴールは見えている。ほしいものがゴールなのだ。

本当にほしいものをつかむためにどうすればいいのか、何ができるのか、そのように考えていくことが大切なことだと思う。

本当にほしいものを見つけたいのなら、見つけてそこに向かって生きていってほしいと強く思う。

あきらめることは楽、でも何もつかめない

あきらめるということはどうも嫌いだ。

あきらめた時点で生きていく気力が低下するからだ。あきらめることは楽でもその後が辛い。「どうせ私なんか」「どうせ俺なんか」となってしまうと、前向きになるのはとてもむずかしい。あきらめることに慣れないでほしい。

ぼくがいままで過食症を一緒に治した人たちは今、パソコンの仕事についたり、歌手になったり、結婚したり、みんなあきらめることなく自分の幸せを追いかけている。あきらめないからこそ、皆それぞれの夢をかなえている。過食症で苦しんでいるあなたにあきらめるなといっても、そんな前向きになんてなれないよと思っているとしたら、過食症は治らないだろう。だって、過食症は自分自身でしか治せないのだから。あきらめたら何も始まらないし、一歩を踏み出すこともできない。

あきらめることに慣れないで。

あなたはあなたの歴史を自分自身で作っていってください。これから訪れるすべての壁や苦しみ、悲しみを、あきらめることで投げ出さないでほしい。

過食症という壁があるのなら、どうかあきらめずにその壁を乗り越えてほしい。

ひとりじゃないよ、ぼくがいる

ぼくが過食症のとき、理解してくれる人が少なかった。

「食べなきゃいいじゃない」とか「お前が太っていても瘦せていても誰も気にしないよ」など

と言われた。過食症というのは、本人がもがき苦しんでいることを他人にわかってもらえない心の病だと思う。どんなに辛《つら》く苦しくても、過食と大食いを同じだと思っている人が多い。

過食は食べることを止められないこと、食べずにはいられないこと。大食いは食べることが好きなこと、もっと食べたいと思うこと。過食は強迫的であり、大食いは自分から食べているという違いがある。

過食症の人は全員が過食なんかしたくないと思っている。過食は太るし、肌だってボロボロになる。鬱《うつ》状態に陥ることも多いし、ルックスも気になる。本当に辛い病気だ。だがそれを理解してくれる人が残念なことにほとんどいないのが現実だ。だからこそぼくはカウンセラーになって過食症の人を助けたいと思った。

過食症で悩んでいるあなた、ひとりじゃないよ。ぼくがいる。
もし周りの人が理解してくれず、また理解してくれる人がいても症状が良くならなかったら、どうか僕のことを思い出してください。ぼくができることは些細《ささい》なことかもしれないが、過食の苦しみはわかるから。もがき苦しむような悲しみ、震《ふる》えるような孤独、止まらない過食。
その苦しみわかるからぼく。十三年間過食で悩んできたのだから。

もし苦しいときはぼくに手紙ください。

ホームページにメッセージでもいいです。あなたの悩みを聞かせてください。

一人で悩まないで、ぼくも一緒に悩ませて。

過食で苦しむ人たち全員の味方でいたい。

自分が幸せと思えることが大切

幸せということばを聞いてあなたはどう思いますか？

こんなに過食症で苦しんでいるとき、幸せなんていうことばを軽々しく言わないでほしいと言われてしまうかもしれないが、ぼくはきっと君は幸せになると信じている。過食症を治したいのなら、どうか幸せという希望を捨てないでほしい。

幸せって、つかむものでももらうものでもお金でもない。自分が幸せだなって感じることが幸せなのだということに気づきました。

たとえば過食症で苦しんでいた人が過食症を治したとき、治したという思いが幸せにつながると思う。当然のように幸せなんてどうでもいいよと思っている人は、過食症を治すことはできない。幸せを願う気持は過食を止めてくれるダイヤモンドのようになってくれる。

最初のうちはどんな幸せでも良い。例えばプールに行って泳いだら幸せと感じるのなら、プールに行って泳げば良い。好きなタレントのコンサートに行くことで幸せを感じるのなら見に行くと良い。幸せは些細なものから大きなものまであると思われているが、幸せの価値は全て同じです。幸せに善し悪しもなければ大きい小さいもない。他人に幸せだねと言われれば、そうかもしれないが、果たしてそれが本当に幸せなのでしょうか。他人に幸せだと思われなくても自分が幸せなのだと思えば、そのほうがよっぽど大切なんだとぼくは思う。

どうか他人の求める幸せ、親の求める幸せばかりを追い求めないで、あなた自身が幸せを見つけていってください。自分が幸せだと思っていたら、他人になんと言われてもいいの、貴方自身が幸せなら。

自分の求める幸せを現実にしていってほしいと思う。

過食症を治すための夢のことば

ぼくが過食症で苦しんでいる人からお手紙をもらったり、ライブの時に言うことばがある。ぼくのつくった夢のことば。

....

〈変わりたい＝動く＝答え〉

このことばは過食症で苦しんでいるとき、ダイエットで悩んでいる時、自殺未遂をして、新聞などのメディアに載ってしまったとき、もう一度生きてみようと思ったとき、つくったことばだ。

人は皆それぞれ生きる目的をもって生きている。それぞれ価値観や生き方は違ったとしても、人は皆変わりたいと思っている。

過食症を治したいと思うことも変わりたいと思うこと。ダイエットしたいと思うことも変わりたいこと。

変わりたいと思ったらまずは動き出すこと。過食症を治すためだったらカウンセリングを受けたり精神科に行ったりして治すために動く。ダイエットしようと思ったら食事制限をしたり運動をしたり、やはり痩せるために動く。そして、動いたらはじめて答えが出る。変わりたいと思い動いて初めて答えが出る。

結局自分自身が幸せを願い、自分自身の幸せはなんなんだろうとそこに向かってみること、それは動き出すこと。そしてはじめて結果が出る。それが答え。

過食症で悩んでいる君のそばにいられないけれど、夢のことばはいつも君のそばにいられる。過食症を治そうと思い、一生懸命なら、格好つけないあなたが見えてくる、きどっていないあなたが見えてくる、過食症を治したいと思っているあなたの前向きな姿勢が見えてくる。

誰だってことばは不完全だし、気持は未完成、だから少々道を迷ってもかまわない。大切なのは過食症を治そうと思い、動き、答えを出すこと。答えは過食症を治すということ。

未来のことなんて誰にもわからない。過食症が治るなんてわからないと言われてしまえばそれまでだ。過食症が治ると信じるしかない。どうしても負けそうになり、過食症なんか治らないよと思っても、何度でも治すために動き出そう。

今この本を読んでくれているあなたにもう一度、夢のことばを送ります。

〈変わりたい＝動く＝答え〉

…………

ぼくのつくった夢のことばがいつも君と一緒にいられたら嬉しいです。

生きていくことさえ辛い君へ

この本に出逢ってくれてありがとう。

ぼくは生きていくことなんていやで仕方なくなるときがある。この世に生まれてきたこと……生きていくことが苦しくなり誰も信じられなく、味方もいなく、どうしてこんなに生きていくことが苦しいのだろうと、生きている自分の命を呪《のろ》ったことがある。大量に食べては吐き、下剤を飲んでは嘔吐を繰り返していたあの頃、今思い出してもぼくはゾッとする。

今この本を読んでくれて過食嘔吐で苦しんでいるあなた、生きていくことが苦痛でたまらない、笑い方を忘れて毎日を過ごしている君、死んでしまいたいと自殺を考えている君。どうか自殺する前に、生きていくことをあきらめてしまう前に、もう一度自分の心に「本当は自分はどうなりたいのか」を問いかけてみてほしい。

ぼくは十代、二十代の頃、大人になるということはなんでも「うん」とうなずいて、クールに考えて「別にそんなの気にしないよ」「私はそんなことはどうでもいいこと」と、頑張らないことが大人になることだと思っていた。でもそれは違っていた。本当は自分の意見があるのに意見を言わずにただうなずいているだけでは、個性なんて生まれない。自分の未来を信じる、自分の親や友達を信じる、自分の恋人を信じる等々、何かを信じるということは勇気のいることだということがわかった。人間は何かを選択するときに自分で選んだ以上、選んだことに責任がうまれるということがわかった。

信じること、選ぶということは勇気のいること、責任がうまれること。十代、二十代の頃にはわからなかったことがようやく少しずつわかってきた。

過食症を治したいとか、拒食症を治したいとか、何かを治したいと思ったとき、そこからがスタートだということをわかってほしい。摂食障害を治したい、夢をかなえたい、痩せたい、自分が望んだときこそスタートだということを忘れないでほしい。

例えばこの本を読んでくれたあとで、あなたが摂食障害を治そうと思ってくれたら嬉しい。少しでも笑顔になれたら嬉しい。カウンセリングを受けてみよう、精神科に行ってみようとか思ってくれたら嬉しい。夢をかなえるために歩き出してみようと思ってくれたら嬉しい。この本があなたのスタートのきっかけになってくれたら嬉しい。

過食症、拒食症で悩み疲れたあなた。生きていくことさえいやだと思っているあなた、どうか死のうと思う前にもう一度あきらめかけていた未来をつかもう、歩きだしてほしいと思います。


ぼくは過食症や拒食症、鬱《うつ》病、対人恐怖症、ダイエットでもがき苦しむ人々のカウンセリングをカウンセラーとして行っています。

ぼくがカウンセラーという仕事を選んだのは、ぼく自身が過食症や鬱病やダイエットなどでもがき苦しんできたからです。食べても食べても満足せず、お腹がはち切れるほど食べては吐いてしまう過食症。食べ物に興味が全くなくなり食事をとらなくなる拒食症。生きていることに疲れてしまって何もしたくない、やる気もおこらず死んだように生きている鬱病。複雑な家庭環境や不登校。

自分で言うのもおこがましいですが、今までのぼくの人生は波瀾万丈《はらんばんじょう》でした。十代と二十代の頃は笑うことを忘れていた。人に好かれるために作り笑いはできても、本当に心から笑うことなんかできなかったし、毎日死ぬことばかり考えていた。お金もなく、友達もいなく、生きていくことをあきらめていたぼく。

今はカウンセラーとして過食症や拒食症、鬱病、対人恐怖症などの皆さんの心の悩みに耳をかし、生きていて良かったなと思う。

ホームレスだったぼく

最後に、今回これからお話しすること。書くことを迷ったけれども、摂食障害、ダイエットで苦しんで生きていくことに望みさえなく、死にたいと思っている人たちの参考になればと思って初めて書きます。

ぼくは高校一年から三年生まで路上で暮らしていました。横浜駅の西口の相鉄広場というところでホームレスをしていたのです。住む場所もなく、アパートを借りるお金もなくて路上生活をすることになってしまいました。昼間は日払いのバイト、夜はコンビニでバイト。お風呂は近くの銭湯に行き、服などは夏の時期はベンチに干して、冬や梅雨の時期はコインランドリーで洗濯をし、乾燥機をかけていました。

ホームレスにとって一番つらいのは梅雨と寒さです。夏はたしかに暑くて虫もたくさんいるけれど、意外と暑さには耐《た》えられるものなのです。でも冬の寒さは本当に辛《つら》かった。実際に冬場ホームレスで凍え死んでしまう人がいると聞くと思いますが、本当に凍《こご》えてしまうくらい寒かったです。もっともっと辛かったのは帰る家がないこと、待っていてくれる家族のいないこと。

もしかしたら皆、当たり前に家族がいて家があると思うでしょう。それらがなくなってみてはじめてその大切さがわかる。ホームレスとして暮らした三年間はぼくにとって本当に忍耐のいる時期だったけれど、そんなぼくにもたったひとつ夢があった。

それはいつか自分のアパートを借りること。小さな部屋でいいから自分の部屋の鍵をもって家に帰りたい、家の鍵をもってみたい、そして小さなベランダでいいので好きな花を育ててみたい。一週間に一度のお風呂ではなく、シャワーでもいいから毎日自分の家のお風呂に入ってみたかった。

そしてわがままが言えるなら、もうひとつ自分の家に友達を呼んでみたかった。ぼくはバイトと過食嘔吐、ダイエットの日々だったので、友達と一緒にご飯を食べたりお茶を飲んだりの経験がなかったから、一回でもいいから友達を家に呼んで、夜中までお話しなどをして過ごしてみたかった。

家がある人は家のあることが当たり前になってしまう。恋人がいる人は恋人がいるということが当たり前になってしまう。パソコンのある人はパソコンをもっていて当たり前になってしまう。

あって当たり前なんていうことは決してない。当たり前にあるものを当たり前と思ってはいけない。今そばにいてくれる人に感謝しながら日々生きていくこと。「そんな感謝しろって言ったって、無理よ。だってあって当たり前なんだもん」と思う人はそれはそれでいい。でもきっとそれは今あるものを、側にいてくれる人を失ったとき、はじめてその大切さに気づく。失ったあとに気づくのでは遅すぎる。失う前にそれらに感謝して大切にすればきっと失わなくてもすむから。大切さがわかっていれば、またやり直すことができるから。

ホームレスとして相鉄広場で暮らした三年間は、ぼくにとってことばにできないくらい苦しかったが、その代わりに物や人のありがたさをぼくに教えてくれた。今ぼくは自分のマンションのベッドの上で寝るときが一番幸せだ。路上で生活していたときは、ふかふかしたお布団で寝るのが不可能だったから、今はあたたかい布団で寝れることがなによりも幸せだ。

ホームレス生活のときに助けてくれた仲間の皆さん、そして市役所のホームレスボランティア団体の皆さんに心より感謝しています。ぼくは今ようやくベッドの上で休むことができるようになりました。

なぜ痩せたいのかをもう一度よく考えて

これまでにも書いたけれども今現在ダイエットしている人、これからダイエットをしようとしている人はなぜ痩せたいのかもう一度自分の胸に語りかけてほしい。痩せたからってそれだけで幸せになれるわけではない。痩せること、美しいことだけを生きることの第一目標にしている人が多いけれども、痩せれば幸せになれるのか。ダイエットする前に、痩せてどういう自分になりたいのかと自分の目標を明確にえがくこと。痩せてどのようにして生きていくのかが大切なのではないでしょうか。

ダイエットはマラソンです。一年かけて太ったのなら一年、三年かけて太ったのなら三年かけて痩せる。ゆったりとした気持をもってダイエットという勝負に望んでください。焦ってリバウンドして体重を増やすより少しずつでも確実に痩せる方が良い。

ダイエット中に大切なのは自分に厳しくそして言い訳をしないこと。

時にはくじけてしまうときもあるでしょう。大量に食事してしまう日もあるだろうし、お菓子をたくさん食べてしまうときもあるでしょう。そんなときには自分を責めないでください。あまり責めてしまうと摂食障害の引き金になってしまいます。

それともうひとつ、目標体重まで痩せたなら、ダイエットは即刻やめてほしい。いつまでもズルズルダイエットしたら良いというものではない。ダイエットというのは口癖ではなく、実行して初めて痩せられる。いつまでもズルズルとダイエットをしていて、結果が出ていないのなら意味のないことです。なりたい体重までしっかりダイエットして痩せる。目標体重まできたらダイエットを止めて、あとは美味しいものを食べて人生をエンジョイしてほしい。

ダイエットは明日からするものではなくて、ダイエットは今からするものです。

摂食障害のあなたへ

この本を最後まで読んでくれてありがとう。

今あなたは摂食障害できっと苦しんでいるのでしょう。

摂食障害は心の悲鳴です。

ぼくは摂食障害になって今でも思うことは、過食が止まらない辛さ、苦しさ、そしてルックスが気になってとても生きにくかった。あなたが今現在摂食障害で苦しんでいる真っ最中なら、どうか生きることをあきらめないでください。

そして摂食障害は治らない病気ではないです。必ず治ります。ただ摂食障害は薬を飲んで治る病気ではないし、すぐに治る病気でもありません。摂食障害を治すには相当な時間がかかります。時間はかかりますが必ず治りますので、どうか根気よく病気と戦ってください。

カウンセリングを受けにいくのも良いし、精神科に行くのも良いし、入院して治すなど、摂食障害を治す方法はたくさんあります。

摂食障害は、病気を治すというよりも痩せたいという気持のほうが先にきてしまうので、より一層患者さんを苦しめてしまう。過食症も拒食症も命にかかわる病気です。実際に自殺してしまう人もいる。でもぼくは今この本を読んでくれて摂食障害で苦しんでいるあなたにはどうか生きてほしい。この日本の空の下のどこかで同じ太陽を見て、同じ空を見てどうか生きていってほしい、そう願います。

いつかあなたの摂食障害が治ることをぼくはこの空の下で信じています。どうか摂食障害を治すことをあきらめないで。

あとがき

ぼくはこれまで生きてきたなかで、家がお金持ちで、良い学校を出て高学歴、ルックス端麗《たんれい》、友達が多く、異性からもモテて、といった人を幸せな人だと思っていた。そのような人たちを妬《ねた》みひがみながら生きてきたけれども、今はそのようなことは全くなくなった。

なぜなら、人の幸せはお金や学歴や友達が多いからというだけではない。いくらお金持ちの家に生まれて学歴がよく、ルックス端麗だとしてもその人自身が幸せと思わない限り、いくら恵まれた環境にいても本人が幸せだと思っていない限り、幸せではないからだ。ぼくのカウンセリングルームにはたくさんの心の病で悩んでいる人が訪れる。中には有名大学を卒業している人やモデルをしている人、お金持ちの人などたくさん来るが、だからといってその人たちが満足しているかといったら少しも満足していないということがよくわかったからだ。

本当の幸せというのは、他人から幸せねといわれるものではなくて、自分自身が幸せだなと思えることが本当の幸せだということにやっと気づくことができた。

今現在、両親は行方不明で、学歴もなく、お金もなく、ルックス端麗ではないけれど、ぼくはとても幸せな毎日を生きている。それは自分自身にとっての幸せをみつけたからだ。ぼくにとっての幸せはカウンセラーという仕事をさせていただいていること、休日に映画を観に行けること、大好きな果物を食べられること、大好きな本を冷たいアイスコーヒーを飲みながら読めることだ。もしかしたらこんな小さな幸せ、なんとちっぽけな幸せ、といって笑われようが、ぼくにとっての幸せは今話したこと、それがぼくにとっての幸せなのだ。

摂食障害や心の病で悩んでいる人たちはルックスがよくなりたい、痩せたいと強く願っている人がとても多い。自分の身体を傷つけてまで、過食してまで受け入れられようと思って苦しんでいる。世の中では男女平等と言われているが、実際はまだ男女平等ではないと思う。男性は金と地位、女性は若くてきれいならいい、というような考え方がまだ根強く息づいている。ぼくは一生懸命頑張って仕事をしている女性も好きだし、子育てを頑張っている女性も好きだし、子育てを終えて自分の生きがいを見つけて毎日生きている女性も好きだ。

なぜあとがきにこのような話を書いたかというと、僕自身「ばけもの」と言われ、ブサイクと言われさんざんいじめられてきた。町ですれ違う人に笑われたり、指で差されたりした。だからこそルックスで悩んでいる女性や子育てをして旦那さんから女として見られなくて苦しんでいる女性の気持や、若さを失って生きている女性の気持が手にとるようにわかる、そして悩みや苦しみが共感できる。

どうか若くて外見がきれいなだけが女の価値みたいに思わないでほしい。モテるだけが女の価値と思わないでほしい。男性も同様、あなたの人生はあなただけのもの。あなたが心から幸せだと思えるように生きていってほしい。

今回この本の編集をしてたくさんの資料を集めてくださった石風社の中津さんに心より感謝いたします。

最後にぼくのつくった夢のことばを、摂食障害で苦しんでいる人に、ダイエットで悩んでいる人に、この本を読んでくれている人にプレゼントします。

……………

〈「変わりたい」＝「動き出す」＝「答え」〉

ね、あきらめないで。

二〇〇六年冬

カウンセラー　さかもと聖朋

追伸

ぼくは過食症の人がひとりでも多く治るように「護身会」という会を立ち上げています。

この会はぼくが代表を務めていて、過食症やダイエットをしている人の悩みが少しずつでも治れば、と思って立ち上げた組織です。

もし、一人で過食症やダイエットに悩んでいるのなら、ぜひ、一人で悩まず「護身会」のみんなと一緒に摂食障害を治していきませんか。

ちなみに「護身会」はボランティア活動で成り立っています。

もう一人で悩まないで、ぼくに君の悩みを聞かせて。

ぼくも君と一緒に悩ませてね。

過食症が辛い気持ち、ダイエットに成功したい気持、わかるから。

さかもと聖朋オフィシャルホームページ　http://www.geocities.jp/sakamotoseiho/
さかもと聖朋カウンセリングルーム
埼玉県所沢市東所沢和田3の10の13　GMハイツ505（〒359―0023）

さかもと聖朋（さかもと　せいほう）プロフィール
6月19日生まれ、双子座、B型
あんぱんや独自のレシピ、エクササイズなどにより、2年弱で137キロから53キロの減量に成功。自身が作った夢のことばをモットーに、摂食障害の体験談や、その克服方法を駅や公園などの路上で語りかけるダイエット・ライブを行い、注目をあびる。そのほかにテレビや雑誌、ラジオでも活躍中。あんぱんダイエット以外にも和がらしや精神面でのダイエットなど数多くのダイエット方法を提案。8万人以上の人が、これらのダイエット法を実践し、成果をあげている。また、その一方でカウンセラーとして、摂食障害やうつ病、ひきこもりなどのカウンセリングを行っており、インターネット、雑誌などのカウンセラー人気ランキングは常に上位にランクされている。さかもと聖朋のカウンセリングにより過食症を克服した人は4千人以上を数える。
著書に『ダイエットの貴公子さかもと聖朋の勇気を出してやせるんだ！』（説話社）。『あんパンダイエット』（アスコム）他がある。
ダイエットをサポートする「護身会」を主催。
■さかもと聖朋カウンセリング
・カウンセリング（直接来られる方。カウンセリングルームにて行います）
・電話カウンセリング（埼玉県のカウンセリングルームに来られない方でも、電話カウンセリングを受けることができます）
・出張カウンセリング（さかもと聖朋が直接うかがわせていただいてカウンセリングします）

過食症で苦しんでいるあなたへ
二〇〇七年一月二十五日初版第一刷発行
著　者　さかもと　聖朋
発行者　福　元　満　治
発行所　石　風　社
福岡市中央区渡辺通二丁目三番二四号
電話〇九二（七一四）四八三八
ファクス〇九二（七二五）三四四〇
印　刷　正光印刷株式会社
製　本　篠原製本株式会社

中村　哲
医者井戸を掘る　アフガン旱魃との闘い
＊日本ジャーナリスト会議賞受賞

「とにかく生きておれ！　病気は後で治す」。百年に一度といわれる最悪の大旱魃が襲った瀕死のアフガニスタンで、現地住民、そして日本の青年たちとともに千の井戸をもって挑んだ一医師の緊急レポート（10刷）

一八九〇円

坂口　良
極楽ガン病棟

やっと漫画家デビューしたと思ったら三十四歳で肺ガン宣告。さらに脳に転移しての二度の開頭手術。患者が直面する医療問題（薬の知識、お金、入院）をベースに、生命がけのギャグを繰り出す超ポップな闘病記！

一五七五円

古賀梅子
十七歳　生と死をみつめて

十一歳で心臓病を発病、入退院を繰り返すなか多くの死に直面。それでも明るく健気に自分と向き合い闘い続けた少女、梅子。難病大手術の直前まで揺れる心を綴った「十七歳」の日記、そして少女は還ってこなかった（2刷）

一五七五円

文・ジミー・カーター　絵・エイミー・カーター
海のかいじゅうスヌーグル

ジミー・カーター元アメリカ大統領が若き日、わが子に語り聞かせたおはなしに、娘エイミーが絵を描いて絵本に。足の不自由なジェレミーとちびっこかいじゅうスヌーグル・フリージャーの愛と勇気にみちた海辺のファンタジー絵本。訳・飼牛万里

一五七五円

トーナス・カボチャラダムス（画・文）
空想観光　カボチャドキヤ

「今ここの門司の町がカボチャラダムス殿下が魔法をかけている間だけカボチャドキヤ王国なのである」（種村季弘氏）猥雑でシニカル、豊穣でユーモラス、高貴にしてエロティックなカボチャの幻境を描いた不思議な画文集！

二一〇〇円

ジミー・カーター
少年時代

米国深南部の小さな町、人種差別と大恐慌の時代、家族の愛に抱かれたピーナッツ農園の少年が、黒人小作農や大地の深い愛情に育まれつつ、その子供たちと共に逞しく成長する、全米ベストセラーとなった、元米国大統領の傑作自伝。訳／飼牛万里

二六二五円

阿部謹也
ヨーロッパを読む

「死者の社会史」から「世間論」まで――ヨーロッパ中世における「近代の成立」を鋭く解明する〈阿部史学〉のエッセンス。西欧的社会と個、ひいては日本の世間をめぐる知のライブが、社会観・個人観の新しい視座を拓く（3刷）

三六七五円

小林澄夫
左官礼讃

日本で唯一の左官専門誌「左官教室」の編集長が綴る、土壁と職人技へのオマージュ。左官という仕事への愛着と誇り、土と水と風が織りなす土壁の美しさへの畏敬と、殺伐たる現代文明への深い洞察に貫かれた左官のバイブル（7刷）

二九四〇円

藤田洋三
藁塚放浪記

北は津軽の「ボウガケ」から南は九州の「ワラコヅミ」まで、秋の田んぼを駆け巡り、〈ワラ積み〉の呼称と姿の百変化を追った三十年の旅の記録。日本国内はいうに及ばず、果ては韓国・中国まで踏査・収集した写真三百葉を収録した貴重な民俗誌！

二六二五円

絵・山田純子　文・山田純子／俊一
フンザにくらして

白嶺ラカポシの麓、あんずの花咲き乱れるパキスタンの小さな村の四季を、あたたかく、細密なペン画と哀切な文章で描いた、珠玉の滞在記。卑俗にして神々しい村里のくらしが、私たちの衰弱しつつある魂を揺り動かす

一八九〇円

ふるまいよしこ
香港玉手箱

転がり続ける街、香港から目を離すな！　その街と人のパワーに魅かれ在住十年になる著者が、ニッポンに向けて発信する定点観測的熱烈辛口メッセージ。返還の舞台裏／香港ドリーム／地べたの美食ツアー／金・金・金……／祖国回帰ほか

一五七五円

エステル・石郷／絵文　古川暢朗／訳
ローン・ハート・マウンテン
――日系人強制収容所の日々

〈パール・ハーバー〉に対する「報復」として、日系人十一万人が強制収容所に抑留された。日系人の妻として三年余の収容所生活を送った白人の画家が、一一〇葉のスケッチと淡々とした文章で綴った感動の画文集。

二一〇〇円

中村　哲

辺境で診る辺境から見る

「ペシャワール、この地名が世界認識を根底から変えるほどの意味を帯びて私たちに迫ってきたのは、中村哲の本によってである」（芹沢俊介氏、「信濃毎日新聞」）。戦乱のアフガンで、世の虚構に抗し黙々と活動を続ける医師の思考と実践の軌跡（3刷）

一八九〇円

中村　哲

ペシャワールにて　癩そしてアフガン難民

数百万のアフガン難民が流入するパキスタン・ペシャワールの地で、らい患者と難民の診療に従事する日本人医師が、高度消費社会に生きる私たち日本人に向けて放った、痛烈なメッセージ（8刷）

一八九〇円

中村　哲

ダラエ・ヌールへの道　アフガン難民とともに

一人の日本人医師が、現地との軋轢、日本人ボランティアの挫折、自らの内面の検証等、血の噴き出す苦闘を通して、ニッポンとは何か、「国際化」とは何かを根底に問い直す渾身のメッセージ（3刷）

二一〇〇円

中村　哲

医は国境を越えて

*アジア太平洋賞「特別賞」受賞

貧困・戦争・民族の対立・近代化——世界のあらゆる矛盾が吹き出す文明の十字路で、ハンセン病の治療と、峻険な山岳地帯の無医村診療を、十五年にわたって続ける一人の日本人医師の苦闘の記録。（7刷）

二一〇〇円

中村哲編・ペシャワール会日本人ワーカー著

丸腰のボランティア

パキスタン・アフガンの地で二十年以上に亘って活動を続ける日本人医師と共に奮闘するボランティア四九名の活動報告集。厳格なイスラムの風習と複雑な政治情勢の中で、診療所を作り、井戸を掘り、全長十四キロの用水路建設に挑んだ一九年の記録

一八九〇円

丸山直樹

ドクター・サーブ　中村哲の十五年

「真実を、その善性を、中村は言葉で語らない。ただ実行するだけである」（本文より）。パキスタン・アフガニスタンで、年間二十万人の診療態勢を築きあげた日本人医師の十五年の軌跡を活写するルポルタージュ（4刷）

一五七五円

甲斐大策

聖愚者の物語

血を代償に高潔を保ち、生命を代償に神を知るアフガニスタン。職人・物乞い・族長・戦士・山の民……近代が遠く置き去りにした愚直にも聖（きよ）き者たちの世界を描く四十七編の掌篇小説集

一八九〇円

甲斐大策

生命の風物語　シルクロードをめぐる12の短編

苛烈なアフタニスタンの大地に生きる人々。生と死、神と人が灼熱に融和する世界を描き切る神話的短編小説集。「読者はこの短編小説集を読んで興奮する私をわかってくれるだろうか」（中上健次氏）

一八九〇円

甲斐大策

シャリマール　シルクロードをめぐる愛の物語

北イスラム教徒でもある著者による、美しいアフガニスタンの愛の物語。禁欲と官能と聖性、そして生と死の深い哀しみに彩られた世界が、墜落感にも似た未知の世界の快楽へと誘う中編小説集（泉鏡花賞候補作）

一八九〇円

石牟礼道子全詩集

はにかみの国

＊芸術選奨文部科学大臣賞受賞

石牟礼作品の底流を響く神話的世界が、詩という蒸留器で清冽に結露する。一九五〇年代作品から近作までの三十数篇を収録。石牟礼道子第一詩集にして全詩集（2刷）

二六二五円

浅川マキ

こんな風に過ぎて行くのなら

ディープにしみるアンダーグラウンド——。「夜が明けたら」「かもめ」で鮮烈にデビューを飾りながら、常に「反時代的」でありつづける歌手。三十年の歳月を、時代を、気分を照らし出す著者初めてのエッセイ集（2刷）

二一〇〇円

安達ひでや

笑う門にはチンドン屋

親も呆れる漫談少年。ロックにかぶれ上京するも挫折。さらに保証をかぶって火の車になり、日銭稼ぎに立った大道芸の路上で、運命の時はやってきた——。全日本チンドンコンクール優勝、稀代のチンドン・バカが綴る、裏話満載の痛快自叙伝

一五七五円

＊小社出版物が店頭にない場合は「地方小出版流通センター扱」とご指定の上最寄りの書店にご注文下さい。なお、お急ぎの場合は直接小社宛ご注文下されば、代金後払いにてご送本致します（送料は一律二五〇円。定価総額五〇〇〇円以上は不要）。